Sr. Liliane Juchli

Pflegen – Begleiten – Leben

Kranke und Behinderte daheim – Ein ABC für alle Betroffenen

Mit Zeichnungen von
Christa Well

Friedrich Reinhardt Verlag, Basel
Recom Verlag, Basel

CIP-Kurztitelaufnahme der Deutschen Bibliothek

Juchli, Liliane:
Pflegen – Begleiten – Leben. Kranke und Behinderte daheim – Ein ABC für alle Betroffenen / Liliane Juchli. –
Basel: F. Reinhardt; Basel: Recom-Verlag,
1986.
ISBN 3-7245-0576-0 (F. Reinhardt)
ISBN 3-315-00016-0 (Recom-Verl.)

Umschlaggestaltung: Isabelle Nobs, Basel
Printed in Switzerland
ISBN 3-7245-0576-0
ISBN 3-315-00016-0

Inhaltsverzeichnis

Vorwort

Das vorliegende Buch ist für Menschen geschrieben, die Kranke, Behinderte oder Betagte in ihrem häuslichen Umfeld begleiten. Der Titel sagt es: es gibt nicht nur praktische Anleitungen zum *Pflegen*, sondern es möchte auch Kräfte ansprechen und aktivieren, die auf dem – oft langen – Weg des Begleitens sowohl vom Begleiter als auch von dem Zu-Begleitenden gebraucht werden. Dieses Begleiten ist ein für beide Beteiligten gleich wesentlicher und bedeutsamer Abschnitt des Lebens, und damit wird dieses Buch, das für diesen Abschnitt ein wenig Hilfestellung geben will, zu einem *Lebensbuch*.

Der Bezug zum Leben soll unterstrichen werden durch die Zeichnungen, die den einzelnen Kapiteln vorangestellt sind: die Mandalas.

Mandala (ein Wort aus dem Sanskrit) bedeutet Kreis, Zentrum, Rad. Der Kreis ist Symbol der Ganzheit und der Einheit. Im weitesten Sinne überschreitet das Mandala aber immer auch die passive Form des ruhenden Rund, indem es zum Rad wird, dessen Gesetz die Bewegung ist, die Aktivität und Lebendigkeit. Damit wird es zum Sinnbild, zum Ausdruck unseres Lebens. Denn auch das Gesetz der Welt wie des menschlichen Seins ist sowohl Bewegung und Orientierung nach außen, wie auch Ruhe und Konzentration nach innen, in die *Mitte*. Leben ist ein «ständiges Umkreisen des unsichtbaren Einen, dem wir – wie der Kreis selbst – unser Dasein verdanken. Wir leben aus dem Mittelpunkt, auch wenn wir ihn nicht wahrnehmen können, und wir sehnen uns nach ihm» (Th. Dethlefsen in: «Mandalas der Welt»).

Im Mandala bildet sich zweierlei ab:

- unser Wunsch nach Ruhe und Zentrierung auf eine Mitte hin, und
- unser Wunsch nach Veränderung und nach Ausdruck dieser Veränderung in der Wandelbarkeit des Bildes.

Dadurch entsteht die Vielfalt im Kreis, deren Merkmal die Bezogenheit auf die Einheit bleibt.

Die Mandala-Bilder dieses Buches sind von Christa Well mit großer Sorgfalt und Konzentration ausgearbeitet worden, gleichsam als Spiegel des sich anschließenden Textes. Sie laden ein zur meditativen Vor-Einstimmung. Wer sich in sie vertieft, bekommt vielleicht Lust, diese Mandalas im eigenen Erfahren zu beleben, sie abzuwandeln oder auch in Farbe umzusetzen (auszumalen). Dann wird das Buch auch noch zum *Mal-Buch.*

Mögen Bild und Text in ihrer Einheit dem Beschauer und Leser jene Botschaft übermitteln, derer er in der jeweiligen Situation seines Lebens bedarf. Wenn das geschieht, ist die Absicht dieses Buches erfüllt. Es will keine Rezepte anbieten – weder für die Pflege noch für das Leben –, viel eher möchte es ein *Weg-Gefährte* sein.

Daß dieses Buch möglich wurde, verdanke ich (und verdankt es)

- dem Impuls und der Ermutigung durch die Gebrüder Reinhardt in Basel,
- der Großzügigkeit und der Offenheit meiner Ordensobern in bezug auf meine Zeit, die mir Raum offen ließ, so dass Impulse aufgenommen und Gestalt annehmen konnten,
- der Bereitschaft meiner Mitschwestern hier im Haus, mir viele kleine Dinge des täglichen Lebens abzunehmen.

Besonders bin ich aber auch Frau Christa Well zu Dank verpflichtet. Sie bewältigte nebst den Zeichnungen die große Arbeit, das Manuskript zu lesen, es von Anfang bis Ende durchzukorrigieren und es schließlich abzuschreiben. Sie besitzt eine besondere Gabe für sprachliche Verbesserungen, die den Inhalt nicht verändern, wohl aber bereichern.

Zürich, im Dezember 1985 — Schwester Liliane Juchli

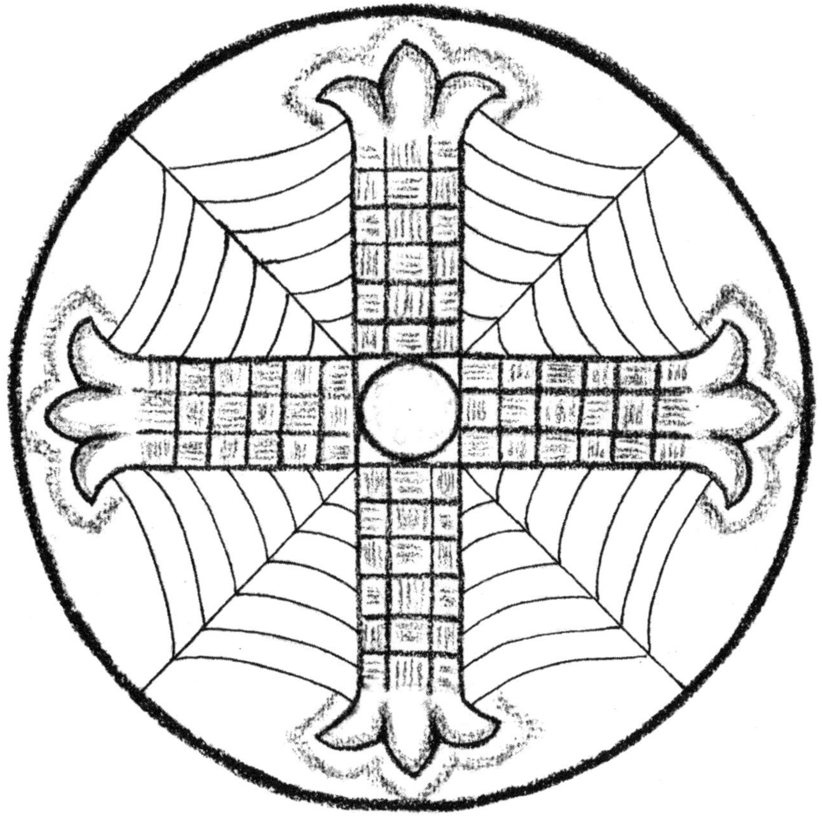

Einleitung

Dieser kleine Ratgeber für *die Krankenpflege daheim* ist entstanden aus den Forderungen unserer Zeit und wiederum in sie hineingestellt. Aber seine Wurzeln reichen weit zurück: bis zum Urbild jeden Helfens und Heilens überhaupt, das wir in Gott finden und das uns von ihm in der Gestalt Jesu Christi in Fleisch und Blut geschenkt worden ist – ER ist der heilende und heilsame Mensch schlechthin.

Lieber Kranker! Liebe Kranke!
Christus lebt noch; er ist dein Freund sowohl in trüben Stunden wie in frohen Tagen. Er kann und will dich auch in diesem Leiden Licht, Trost, Stärke und Seligkeit finden lassen. Er ist dein Lehrer und dein Tröster, heute wie gestern – immer derselbe. Fasse dich nur, versuche die Schmerzen zu ertragen, sammle Sinn und Herz; höre, was er spricht. Er hat Worte des ewigen Lebens, voll Geist und Wahrheit. Höre und bewahre, was du hörst, denn Christus selbst spricht zu dir.

Diese kleine Rede ist einem Buch entnommen, das Johann Michael Sailer (1751–1832; ab 1829 Bischof von Regensburg) im Jahre 1791 verfaßt hat. Das Buch ist eine «Kleine Krankenbibel», für «Kranke und ihre Freunde». Es enthält eine Auswahl von biblischen Texten für die besondere Situation des Kranken und des Sterbenden. «Durch das lebendige Wort Gottes» – so die Absicht Sailers – sollte der Kranke Hoffnung und Mut für seinen Leidensweg finden und so neu belebt werden.

Aber nicht nur an den Kranken dachte Sailer, sondern auch an jene, die den Kranken pflegen und besuchen, die mit ihm leben. Für diese zwischenmenschliche Beziehung, die von der Voraussetzung der Krankheit geprägt ist, hat er einige Grundsätze entworfen, die ich diesem Buch zum Geleit voranstellen möchte.

Einige Grundsätze zum Krankenbesuch und zur Krankenpflege

Christus spricht: Ich war krank, und ihr habt mich besucht. Was ihr einem meiner geringsten Brüder getan habt, das habt ihr mir getan. (Mt 25, 36, 40)

Die folgenden Grundsätze wollen jeden guten Christen zum Krankenbesuch und zur Krankenpflege ermuntern.

1 Der Kranke dort ist Mensch wie du.

2 Sei ihm also, was du wünschtest, daß er dir wäre, wenn du an seiner Stelle lägest. Sei Mensch gegen einen Menschen.

3 Wer nur sich liebt, der lebt auch nur für sich. Wer nur für sich lebt, der hat mit sich und für sich so viel zu tun, daß er nicht Zeit und Raum finden kann, um für andere zu leben.

4 Was dich gegen einen Kranken, der Mensch ist wie du, gefühllos macht, ist deine Selbstsucht.

5 Selbstsucht ist es, was dich vom Krankenlager deines Nachbarn fernhält oder lähmt, falls du ihn doch besuchen solltest.

6 Soll Liebe zu den Kranken in dir lebendig werden, so muß die Selbstsucht sterben.

7 Der Kranke dort ist ein leidender Mensch, ein leidender Christ.

8 Wenn du Liebe hättest, dann würdest du mit dem Leidenden leiden.

9 Hättest du Mitleid mit dem Leidenden, so würdest du auch für ihn tätig sein.

10 Das tätige Mitleiden tröstet, stärkt und hilft, wo es trösten, stärken und helfen kann. Es legt Fürbitte für den Leidenden ein, wo es nicht selber trösten, stärken und helfen kann.

11 Du kannst den Trostlosen nicht trösten, wenn du selbst von allem himmlischen Trost entblößt bist.

12 Du kannst den Schwachen nicht stärken, wenn dich die Wahrheit nicht selber stark gemacht hat.

13 Du kannst dem Hilflosen nicht helfen, wenn es dir selbst an Weisheit mangelt, die dem Mangel, wo immer sie kann, abhilft und fremde Hilfe aufbietet, wo sie selbst nicht zu helfen vermag.

14 Die Kunst zu trösten, zu helfen und zu stärken ist eine gute Gabe, und alle guten Gaben kommen von Gott.

15 Bete zuerst zu dem einen Gott allen Trostes, aller Stärke und Weisheit, daß er dir die Fülle des Lichtes, des Trostes und der Stärke mitteile und dich fähig mache, aus deiner Fülle auch anderen mitzuteilen.

16 Wie nur von Gott göttliche Gaben kommen können, so soll der Mensch für diese bereit sein, so sehr er kann.

17 Sei treu im Kleinen, denn treue Anwendung des Geringen macht dich für ein Größeres empfänglich.

18 Kämpfe gegen jede Versuchung zum Bösen, denn die Treue im Kampf macht dich fähig, mit größerer Kraft zu siegen.

19 Frage die weisen, frommen Menschen deiner Umgebung, denn Gott spricht durch Menschen. Wer treu ist im Hören, dem wird die Kraft zum Sprechen gegeben.

20 Lerne in dir die himmlische Wahrheit zu vernehmen, denn Gott spricht in dein Herz, wenn du seine Stimme vernehmen willst. Das ewige Wort spricht in alle offenen Menschenherzen.

21 Geh zur Trübsal in die Schule, denn eigene Leiden lehren dich mitleiden bei fremden Leiden.

22 Forsche in den heiligen Schriften, denn dem treuen Forscher geht mit jedem Tag ein neues Licht auf.

23 Übe dich im Krankenbesuch und in der Krankenpflege. Übe dich vorerst nur da, wo die Natur sich nicht zu sehr dagegen sträubt, dann auch in Fällen, die mehr Herrschaft des Gemütes über die Eindrücke der äußeren Dinge und mehr Selbstaufopferung voraussetzen. Die Übung im Kleinen macht die Übung im Großen leichter.

24 Lerne im Geist Jesu leben, leiden und sterben. Dann wirst du auch mit seinem Geist andere in ihrem Leben, Leiden und Sterben segnen, erquicken und stärken können und wirst einst das Wort aus dem Mund Jesu hören können: Ich war krank, und du hast mich besucht. Was du dem geringsten meiner Brüder getan hast, das hast du mir getan (Mt 25, 36, 40). *Geh ein in das ewige Leben!*

Zwei Jahrhunderte sind vergangen seit dem ersten Erscheinen dieser Krankenbibel*. Sailers Worte haben nichts von ihrer Aktualität verloren. Mit anderen Worten, aber im gleichen Sinne will auch dieses Buch eine Hilfe sein zur Bewältigung von Krankheit und Leiden. Den Begleitern kranker Menschen möchte es Anregung geben, Mut machen und vielleicht ein wenig Hoffnung bewirken. Ich wünsche ihm, daß es Freunde findet.

* Johann Michael Sailer; Heilendes Wort. Kleine Krankenbibel. Neu herausgegeben bei Butzon & Becker 1983.

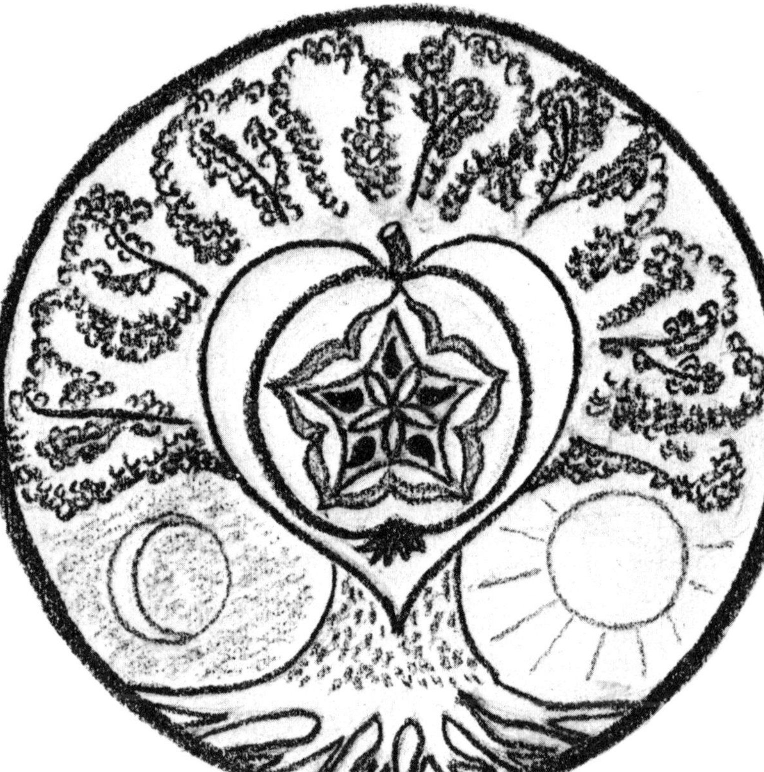

A

Alt werden – alt sein

Das Alter als Durchgang zum Tode
bringt dem alten Menschen eine
zweifache Botschaft, für die der
Mensch freilich aufgeschlossen werden muß:
Du darfst nun alles,
worin du abnimmst
loslassen,
und du darfst alles,
was dir zuinnerst zugedacht ist,
zulassen.
Karlfried Graf Dürckheim

Alt, altern, altsein sind Worte, die uns alle angehen. Jeder Mensch wird jeden Tag älter, steht also in einem Prozeß des Werdens und Vergehens und hat daran teil – in jüngeren Jahren noch unmerklich, später immer spürbarer, bis er schließlich an die Begrenzungen stößt, die das Altern auferlegen kann. Dann gibt es kein Ausweichen mehr, und im Meistern dieser Begrenzungen wird der Alternde zur Aufgabe – sich selbst ebenso wie den Menschen, die ihn begleiten, z. B. in der Familie. Eine Aufgabe, auch diese, ist immer auch eine Herausforderung, die, wenn sie bewältigt wird, uns fördert, weil wir daran wachsen. Das betrifft hier den alternden, vielleicht kranken oder gebrechlichen Menschen, aber auch seine Betreuer.

Was heißt das nun konkret? Oder: was bedeutet alt sein im Werdeprozeß menschlichen Lebens?

Um diese Fragen zu beantworten, müssen wir uns ein wenig damit beschäftigen, was «alt werden – alt sein»[1] bedeutet, für den Betroffenen *und* für uns, die wir uns täglich konfrontiert sehen mit den Auswirkungen des Altwerdens, auf das wir selbst zugehen.

Ein chinesisches Sprichwort sagt: «Hast du einen Alten in der Familie, so hast du ein Juwel». Mit diesem Wort hat der moderne Mensch nicht wenig Mühe. Wir kennen besser den Ausspruch: «Jeder will alt werden, aber niemand will alt sein». In unserer Leistungsgesellschaft ist es schwer, Hilfsbedürftigkeit, Abnahme der Leistungsfähigkeit und fremde oder eigene Schwäche als einen natürlichen Bestandteil des Lebens anzunehmen.

Altersgebrechen, und mit ihnen das Leiden des alternden Menschen, entstehen aus der Abnahme derjenigen Fähigkeiten, die ihn in seinem Berufs- und Familienleben leistungskräftig sein ließen. Er wird schwächer und damit in seinem äußeren Leben immer abhängiger von seiner Umgebung. Noch dazu leidet er selbst daran, daß er nichts mehr leisten kann, oder doch sehr viel weniger als in jüngeren Jahren. Wohl kann man ihn ermuntern, Freude zu finden in den kleinen Verrichtungen, die noch möglich sind. Aber nur in dieser Ermutigung, die sich immer noch an der Leistungsebene orientiert, kann sich die helfende Begleitung alter Menschen nicht erschöpfen.

Sinngebung für den alten Menschen, schreibt Dürckheim in seinem Aufsatz über das Altwerden[2], sollte nicht angelegt werden auf etwas, in dem der Mensch im Abnehmen begriffen ist, also nicht auf den Bereich der Leistung. Es gibt auch einen Bereich, in dem der

Mensch auch dann noch zunehmen kann, wenn seine äußere Leistungsfähigkeit völlig zum Erliegen gekommen ist: das ist das innere Reifen. Der Sinn des Alters ist nicht die Leistung, sondern die Reife. Altern heißt: Zeit zu bekommen für die Verschiebung des Sinnzentrums von der Leistung in der Welt auf das innere Reifen hin.

Dieses innere Reifen ist eine Verwandlung des ganzen Menschen, in der an die Stelle seines an Leistung und Durchsetzungsfähigkeit ausgerichteten Welt-Ichs sein eigentliches Wesen tritt: sein unzerstörbarer Kern, der auch im Tode nicht verloren geht. Frucht der Reife wäre ein Mensch, für den die Bezeugung seines transzendenten, d. h. seines ewigen, göttlichen Kerns zum Sinn des Lebens wird, und der diese Bezeugung sichtbar macht in seiner Durchlässigkeit für die andere Dimension (das Jenseits, die Ewigkeit).

Dieser Durchlässigkeit die Bedingungen zu schaffen, in denen sie sich entwickeln kann und darf, sollte zum Schwerpunkt einer recht verstandenen Begleitung alter Menschen werden.

Der alte Mensch braucht beides: er will gebraucht werden, und er muß loslassen dürfen.

- *Gebraucht werden* aber nicht im Sinne eines falsch verstandenen «Seniorenkultes» mit all der Betriebsamkeit, in der er sich gewöhnlich erschöpft. Dieser Denkansatz ist wiederum nur ein Kind der Leistungsgesellschaft und der außenorientierten Werthaltung. Eine solche Werthaltung ist einseitig, denn sie berücksichtigt nicht das Bedürfnis des älter werdenden Menschen, in Muße dazusein, ohne vom Leistungsdenken getrieben zu sein. Gebraucht-werden im Alter hat nichts zu tun mit Aktivismus. Weniger als die organisierten Dinge sind es die kleinen, alltäglichen Vorkommnisse, denen sich zuzuwenden oft die Zeit gefehlt hat, die jetzt nicht mehr fehlt: die Pflege von persönlichen Interessen: das Zuhören und Eingehen auf die umgebenden Mitmenschen; das Gespräch, dem kein Zeitdruck mehr anhaftet; das Schöpfen aus der eigenen Lebenserfahrung, wo ein freundlicher Rat erbeten wird; inmitten einer hektischen Welt einen ruhenden Pol zu bilden, an dem gehetzte Mitmenschen zum Aufatmen kommen, und dergleichen mehr. «Frieden kannst du nur haben, wenn du ihn gibst», sagte Marie v. Ebner-Eschenbach. Im Geben von Frieden sind auch einem alten Menschen, dessen Kräfte nachlassen, keine Grenzen gesetzt.

Alles aber, was der alte Mensch noch tut, sollte er tun dürfen unter dem Gesichtspunkt, daß er nicht eigentliche Leistung mehr erbringen *muß*, sondern daß er dort, wo er an seine Grenzen stößt,

- *loslassen darf.* Denn nur in diesem Loslassen der äußeren Ansprüche an das Leben wird er auch *sich selbst* zu lassen lernen. In seiner neuen Muße macht er noch einmal neue Erfahrungen und kann sein Leben mit anderen Inhalten ausfüllen.

«Es ist ja gar nicht wahr, daß wir da weiser werden. Wir werden dümmer», hat Karl Rahner einmal über das Alter gesagt. «Wenn man im Alter vergißt, ist das nicht auch so eine Einübung in die docta ignorantia (weise Unwissenheit), die man haben muß, um selig zu werden? Man kann doch mit dem Dümmerwerden im Alter nochmals was anfangen»[3] dann, wenn man dies zuläßt, oder/und wenn wir dem alten Menschen in dieser Umstellung helfend zur Seite stehen.

Diese neue Erfahrung wird sich gerade nicht in einer nur nach außen gerichteten Aktivität erschließen, sondern eher im «Nichtstun», im Stille-sein, im Horchen auf das, was zuinnerst erlebt wird und was in diesem Innen den Menschen einholen und ihn aufschließen will auf die letzte Reife hin.

Diese Entwicklung fällt uns aber nicht einfach zu, sondern sie muß erarbeitet oder doch gefördert werden durch bewußtes Umgehen mit dem eigenen Gewordensein.

Zu diesem Gewordensein, so beschreibt Dürckheim[4], gehört ein weit verbreitetes Altersleiden, die Verhärtung: nicht nur die körperliche Verhärtung, die sich seelisch auswirkt, sondern auch die seelische Verhärtung, die sich ihrerseits im Körper auswirkt. In dieser Verhärtung ver-körpert sich, was dem heutigen, von der Leistungsgesellschaft geprägten Menschen so sehr anhaftet: das Sich-Festhalten-wollen, das Nicht-Loslassen-können.

Hier setzt eine neue Möglichkeit der Begleitung alter Menschen ein: ihm zu helfen, ja ihm liebevoll zu zeigen, zu erlauben, daß und wie er das Loslassen einüben kann.

- durch körperliche Übungen, die dazu verhelfen können, daß Verhärtungen aufgelöst oder doch gemindert werden (siehe unter E=Entspannung Seite 49ff.)
- durch Hilfe in der Umstellung auf ein neues Daseinsverständnis, in dem er es sich gönnen darf, nach einem vollbrachten Leben

auszuruhen und diese Ruhe zu genießen, sich ohne Groll in die Müdigkeit einzulassen, die jetzt für ihn natürlich ist.

Alt sein bedeutet nicht unbedingt krank sein. Die Übergänge zwischen normalen Alterungsprozessen und eigentlicher Krankheit sind aber fließend, genau wie diejenigen zwischen normaler Minderung und der Störung von Funktionen.

Ob aber nun natürliche Abnahme oder krankhafte Veränderung im Vordergrund steht, immer geht es darum: die Kraft zu haben, mit eben dieser Realität des Älterwerdens zu leben. Der Mensch, der einübend lernt, Einschränkungen zu bejahen – Unannehmbares anzunehmen (Dürckheim) – und Behinderungen neu einzuordnen, wird auch in der Lage sein, mit den Beschwerden des Alters zu leben, ohne sich krank und nutzlos zu fühlen.

Für uns, die wir den alten Menschen auf diesem Wege begleiten, bedeutet dieses Annehmen, daß wir auch für uns selbst das annehmen, was wir bei den uns Anvertrauten helfend fördern wollen. Wir müssen für uns selbst jene Werte ernst nehmen, die man die überraumzeitlichen, ewigen nennt. Diese Werte liegen vor allem in einem echten religiösen Hintergrund. Bei der Begleitung alter Menschen handelt es sich wesentlich auch um die Wahr-Nehmung des religiösen Erlebens, das geprägt ist vom Zugehen auf das Ende des eigenen Lebens und der Auseinandersetzung mit der Frage, ob dies das Ende des Lebens überhaupt bedeutet. Hier stellt sich die Frage nach dem Glauben, dem Urvertrauen, nach der gelebten Zugehörigkeit und Verbundenheit des Menschen zur Wirklichkeit des Göttlichen.

Die besonderen Probleme bei der Pflege vollständig hilfsbedürftiger älterer Menschen oder der Frage, ob der Betroffene in einem Alten- oder Pflegeheim untergebracht werden sollte, können hier nicht im einzelnen vertieft oder bearbeitet werden. Das würde weit über den Rahmen dieses Buches hinausführen. Ich verweise deshalb auf mein Buch «Alt werden – alt sein» und die entsprechende Fachliteratur[5]. Dieser Abschnitt soll nicht mehr sein als ein Impuls an alle Betroffenen, wach zu sein für die Bedürfnisse der Menschen, mit denen sie leben, und offen zu bleiben für eine je neue kreative Bewältigung der Situationen, in denen Sorge um eine menschliche Pflege, liebevolle Betreuung und mutige Solidarität im Umgang mit alten, gebrechlichen, auch kranken oder verwirrten Menschen von uns erwartet werden.

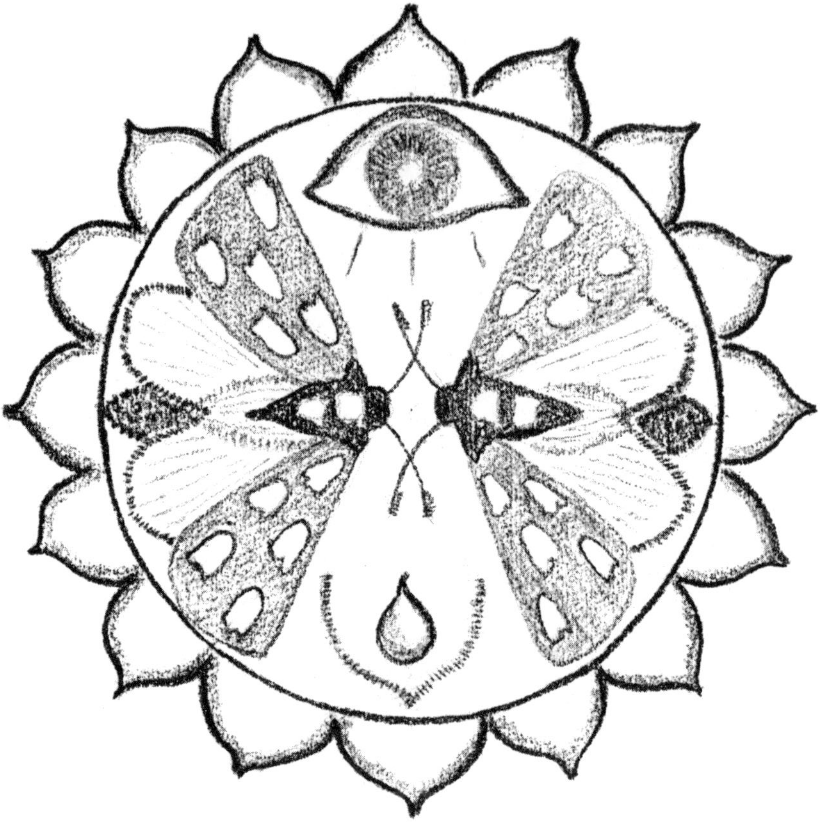

B

Begleiten

Ein Mann ging von Jerusalem nach Jericho hinab durch die judäische Wüste und wurde von Räubern überfallen. Die zogen ihn aus, schlugen ihn zusammen, gingen davon und ließen ihn halbtot liegen. [31]Zufällig kam ein Priester denselben Weg. Als er ihn sah, wich er auf die gegenüberliegende Seite aus und ging vorbei. [32]Ebenso ein Kirchendiener: Als er an die Stelle kam und ihn sah, wich er aus und ging vorbei. [33]Ein Samariter indessen, ein Ungläubiger, der auf der Reise dorthin kam und ihn sah, kümmerte sich um ihn, [34]ging zu ihm hin, verband seine Wunden und goß Öl und Wein darüber. Dann setzte er ihn auf sein Lasttier, führte ihn in ein Gasthaus und sorgte für ihn. [35]Am anderen Tage zog er ein paar Mark heraus, gab sie dem Wirt und fügte hinzu: Sorge für ihn, und wenn du seinetwegen weitere Auslagen hast, will ich sie dir ersetzen, wenn ich wieder vorbeikomme.
Lukas 10, 30–35 (Zink)

Begleiten – auch Geleiten – sind Begriffe, die sich aus der Beziehungsfähigkeit des Menschen ergeben, d. h. aus der Begegnung zweier Menschen, in der und aus der etwas geschieht, das eine helfende, heilende Qualität bewirkt. Nicht nur das Gleichnis vom Barmherzigen Samariter nimmt darauf Bezug, sondern auch das Jesuswort:

> *Wo zwei oder drei versammelt sind in meinem Namen, da bin ich mitten unter ihnen» (Mt 18, 20).*

Dürckheim bezeichnet begleiten als *therapeutisch-heilendes Geschehen:*

> *«Immer wieder geschieht es, daß der in seiner Wesensverzweiflung um Rat und Hilfe Suchende einen Menschen als Helfer konstelliert, einfach aus der Größe seiner Not und der Kraft seines Fragens. Er erhält eine meisterliche Antwort oder Weisung von jemandem, der gewiß kein Meister ist. In der Tiefe seines Menschseins angerufen, antwortet er aus ihr heraus auf die in Not geratene Tiefe des anderen, ohne viel zu überlegen, und gibt die rechte Antwort; das heißt: Nicht er gibt sie, sie wird ihm eingegeben, und er gibt sie weiter. Die Not des einen und die Bereitschaft des anderen spannte eine geheimnisvolle Saite zwischen ihnen – und ein Dritter führte den Bogen – das gab den erlösenden Klang.»*[6]

Begleiten in Krankheit und Leiden ist, so betrachtet, viel mehr als das Behandeln von Symptomen, das Verbinden von Wunden oder das Versorgen mit Nahrung; das ist es *auch,* aber es ist darüber hinaus ein zwischenmenschliches Geschehen mit seiner je eigenen Färbung durch die – schicksalhaft oder freiwillig – in einer individuellen Situation verbundenen Menschen.

Was geschieht hier konkret? Was meint Dürckheim mit dem «erlösenden Klang», wie ist Christus in einer Begegnung in seinem Namen gegenwärtig?

Den ersten Christen wurde die Bezeichnung «therapeutes» beigelegt, das heißt: Begleiter auf dem Weg zum Heil. Wir gebrauchen dieses Wort «Therapeut» heute für Menschen, die von Berufs wegen leidenden Menschen helfen. Hier ist aber mehr gemeint und mehr angesprochen: das griechische wort «therapie» wird richtig übersetzt mit «Diener, Gefährte, Heilender». Das bedeutet also auch (heiler) Mensch, in dessen Nähe Heilung, oder doch Linderung von Schmerz und Leid erfahren wird.

So geht es in der Begleitung kranker und leidender Menschen auch heute vor allem darum, diese Qualität des «heilenden Daseins» und Mit-Tragens wieder zu entdecken. Sie ergibt sich nur in der persönlichen und ganzheitlich-menschlichen Ausrichtung: Mensch sein für den Menschen.

Was heißt nun dieses: ein menschlicher Mensch sein? Ist es nicht die gleiche Frage, wie sie an Jesus gestellt wurde: Wer ist denn mein Nächster? (Lukas 10, 29). Jesus antwortete mit dem Gleichnis vom Barmherzigen Samariter. Hier nennt er den Ort, an dem Begleitung geleistet werden soll: Die Straße zwischen Jerusalem und Jericho. Diese Straße ist nicht nur in Palästina zu finden, sie findet sich überall und jederzeit. Sie liegt dann in Ihrem Haus, wenn dort ein Kranker, Hilfsbedürftiger lebt.

Was heißt es nun, das Gleichnis vom Samariter umzusetzen in den Alltag einer Krankenbegleitung hier und heute? Jeder Kranke (daheim, im Krankenhaus, im Pflegeheim) ist in seiner Krankheit ein Herausgehobener, Ausgesonderter – und infolgedessen ein Einsamer. Er «fällt unter die Räuber», wenn ihm etwas genommen wird vom kostbarsten Gut eines Menschen: der Gesundheit, den Lebenskräften (siehe unter G und U, Seiten 69 und 209), wenn er, im schlimmsten Falle, seiner Selbständigkeit, seiner Beweglichkeit und wachen Bewußtheit beraubt wird.

Hier kann dem Menschen nur der Mensch helfen, der «sieht», der «Öl und Wein auf die Wunde gießt», der sich Zeit nimmt und beim Leidenden bleibt.

Schauen wir uns am Gleichnis vom Samariter die wichtigsten Elemente an, die das Wesen der Pflege und des Helfens eigentlich bestimmen: heilende Beziehung, Bindung auf Zeit und Begleitung. Das kann uns helfen, realistisch und mutig in eine helfende Beziehung einzutreten, die mehr und anders ist als «unreflektierte Nächstenliebe», «falsches Mitleid» oder im Helfen getarnte Macht- oder Dankbarkeitsansprüche. Wer meint, Helfen und Begleiten geschehe immer und in jedem Falle aus Liebe, der kann sich täuschen. Er kann im Gewande des Priesters am Wesentlichen vorbeigehen oder gar selbst zum Räuber werden: geraubt wird dann beispielsweise die Freiheit oder die Unabhängigkeit des Hilfsbedürftigen, etwa indem ich es zu gut mit ihm meine, zu viel für ihn tue. «Gut meinen» ist in der Begleitung eines Leidenden immer zu wenig. Liebe ist mehr und fordert bewußtes Wahrnehmen und Reflektieren der Situation, in der ich helfen und begleiten will oder muß.

Wie dies geschieht, schildert uns das obgenannte Gleichnis in vier Bildern, die vier sich ergänzende Beziehungsfolgen spiegeln:

Das 1. Bild (Lk 10, 33) zeigt uns die *Begegnung.* Der aufmerksame Mensch schaut, nimmt wahr, was sich um ihn herum ereignet, er sieht den Leidenden.

Im 2. Bild (Lk 10, 34) geschieht die *Hinwendung,* er geht auf den Leidenden zu, wendet sich ihm zu. Zuwendung ist nicht zu verwechseln mit Zuneigung, die vielleicht daraus entstehen kann, aber nicht muß.

Das *3. Bild* (Lk 10, 34) zeigt das *Mit-Tragen,* die Nähe zum Leidenden, die Art, wie man für ihn da ist, ihn begleitet und schützt.

Im *4. Bild* (Lk 10, 35) sehen wir schließlich das *Loslassen,* das Übergeben des Leidenden an den, der ihm von nun an weiterhelfen wird.

Versuchen wir nun den Bezug herzustellen zwischen diesen vier Bildern und der Begleitung und Betreuung leidender und/oder der Pflege kranker Menschen.

1. Die Begegnung

Begegnung wird möglich, wenn wir ausgehen vom Schauen und Wahrnehmen, wie es ausführlich geschildert ist bei der Krankenbeobachtung (Kapitel I, S. 89ff.). Ausgehend vom schauenden Wahrnehmen können wir *sehen,* daß jemand oder etwas auf uns zukommt, dem es zu begegnen gilt. Begegnung ist Voraussetzung für das Aufkeimen einer Beziehung, die für die Dauer der Pflege oder Betreuung zwischen dem Pflegenden und dem Gepflegten sich entwickeln muß. Jede Arbeit in der Begleitung und Sorge für uns anvertraute Menschen steht letztlich unter diesem Anspruch, dessen Einbeziehung oder Vernachlässigung die Qualität und Wirksamkeit der Pflege prägen wird.

Nur wo Begegnung wirklich geschieht, kann ein helfend-heilender Beziehungsprozeß anlaufen. Wo sie nicht geschieht, da kann zwar sachliche Verständigung stattfinden, und es können Pflegehandlungen durchgeführt werden, ohne daß man den betreffenden Menschen wirklich meint. Es muß aber in einer vollständigen Pflege das da sein, was das Tun zum menschlichen und menschenbezogenen Tun macht, dieses: «Ich meine dich wirklich».

An diesem Punkt vollzieht sich dann der Übergang zum zweiten Bild:

2. Die Hinwendung, die Zu-wendung

Es geht hier in erster Linie darum, daß ich mich dem, was mir begegnet, also der jeweiligen Situation, dem mir anheimgegebenen Kranken oder Leidenden, auch wirklich zuwende. Ich muß hinhorchen und hinschauen, was da von mir verlangt wird, mich *einlassen* auf das, was in der Begegnung angestoßen worden ist. Welche Entwicklung da angestoßen worden ist und welche Anforderungen an uns sich aus dieser Entwicklung ergeben werden, das wissen wir nie im voraus. Auch die erfahrene Krankenschwester weiß *es* nicht, aber wir erfahren *es* wie sie, wenn wir in die Situation hineingehen, uns ihr öffnen, zuwenden. Nur wer *hin*geht, kann ankommen. Mehr noch: nur wer bei sich selbst sein kann, kann auch ausgehen, zum anderen hin, und dort ankommen. Denn Liebe, sagt Martin Buber, muß bewegt werden, getragen werden, sie muß ausgehen zum anderen und bei ihm verweilen, darf nicht bei sich selbst stehenbleiben, obwohl sie zuerst dort gewesen sein muß.

Zuwendung ist also eine aktive und bewußte Bewegung zwischen dem Ich (Pflegenden) und dem Du (Gepflegten). Diese Bewegung ist mehr als ein bloß körperlicher Akt des Hin-gehens oder des Sich-hinneigens zum Kranken. Auch die Seele muß mit dabei sein, denn sie ist es, nicht der Körper, die Aufmerksamkeit, Achtsamkeit und Behutsamkeit ins Dasein und Pflegen einfließen läßt. Diese Eigenschaften aber sind es, in deren Wirken

- unser Handwerk zur Kunst
- der Laiendienst zum qualifizierten Handeln
- und der Geselle zum Meister wird, zum Meister, der sich selbst verantwortlich einbringt: liebevoll, warmherzig, gütig.

3. Mit-Tragen – Durchtragen – Nähe

bedeutet: beim anderen anwesend sein. Das ist nicht das gleiche und ist mehr als blosses Tun und Handeln. Es ist viel schwerer, denn es heißt oft «Nichts tun können», nichts als Dabeisein, Dabeibleiben. Nur ein gereifter Mensch vermag diese Phase des Beziehungsprozesses wirklich zu vollziehen. In der Situation des ausweglosen Leidens trägt die Schein-Beziehung nicht mehr. Nähe, wie sie hier gefordert wird, erlaubt kein Ausweichen, geht unter die Haut.

Wo die Situation solche Nähe verlangt, steht sie außerhalb von Raum und Zeit. Sie ist nicht machbar, sondern sie geschieht, oder sie geschieht nicht, wie auch Liebe nicht gemacht werden kann, sondern geschieht.

Ohne Menschenliebe ist diese Nähe in der Begleitung kranker, leidender und sterbender Menschen nicht denkbar. In diesem Zusammenhang ist Liebe, wenn ich auch dann anwesend bleibe, wenn in meinen Augen anscheinend nichts mehr «zu tun» ist; oder Liebe ist, wenn ich mich täglich neu der Forderung stelle und mich täglich neu befrage, wie ich dieser Forderung im Rahmen meiner eigenen Grenzen und Begrenzungen nachkommen kann.

Begleitung kann auf die Dauer nicht im ausschließlichen Dasein für diese Aufgabe geleistet werden, auch nicht in einer wachsenden Qualifikation in der Sachkenntnis der Pflege. Pflege, wo und wie immer sie geleistet werden muß, steht in einem immerwährenden Spannungsfeld von *Sein und Sollen:* zwischen den Anforderungen, die an uns gestellt werden – den Bedürfnissen und Ansprüchen des uns anvertrauten Leidenden, der Familie, des Berufes, der Gesellschaft – und der Notwendigkeit, in all diesen Anforderungen unsere Individualität zu behalten, uns einen Freiraum zu bewahren, in dem wir «sein» können und Kraft schöpfen für unsere Aufgaben. Das heißt mit anderen Worten: wir stehen täglich neu vor der Frage, wie weit wir uns mit dem Anbefohlenen solidarisieren sollen, und wie weit wir uns im wohlverstandenen eigenen Interesse distanzieren müssen. Es gibt hier keine Pauschal-Lösungen; helfen kann nur die Ent-sprechung, das lebendige Antworten auf die jeweilige Situation, auf das Gebot der Stunde, die Forderung des Augenblicks. In Worten von Dag Hammarskjöld ist dieser Anspruch so zu sehen:

«Wie weit voneinander entfernt sind doch der muskelstarke Heroismus oder der seelenvolle, tragische Opfergeist der Kaffeekränzchen (eine salbungsvolle Zugabe zum Zuckerkuchen) von der farblosen Tatsache, daß einer sich ganz dem hingibt, was er lebenswert gefunden hat».

4. Loslassen

Auch dies will gelernt sein: das Zurücktreten und Übergeben des Leidenden an einen, der an unsere Stelle tritt, wenn es erforderlich wird, daß wir uns anderen Dingen oder uns selbst zuwenden. Auf diesen Aspekt wird in den Kapiteln F und Q ausführlich eingegangen.

Zusammenfassend wäre zu sagen: Begleiten ist mehr als «etwas Nützliches tun»; man muß schon das so sehr mißbrauchte Wort «Liebe» aussprechen: Lieben als Mitgehen und als Tun dessen, was gerade jetzt getan werden muß, einfach weil dieser mir anvertraute Mensch es mir wert ist. Und wenn dieser andere es erfahren, es erleben darf, daß einer da ist, der mit ihm geht und ihm helfend zur Seite steht, dann kann in der Wechselwirkung des «heilenden Daseins» der «erlösende Klang» freiwerden, die Gegenwärtigkeit des Dritten unter uns spürbar werden; es kann bewirkt werden, daß der Kranke, Leidende, Einsame sich weniger krank, leidend und einsam fühlt, daß er hoffnungsvoller und mutiger wird und dadurch sein – vielleicht unabdingbares – Leid auf eine neue Weise sehen und annehmen kann.

Begleiten heißt *nicht, für* den Leidenden/Kranken das Leid oder die Krankheit zu tragen. *Ihm* ist es zugemessen, von *ihm* ist es zu tragen, und es ist nicht an uns, es ihm abzunehmen. Was wir begleitend tun können, ist das *Mit*gehen, das *Mit*tragen, und das ist nicht wenig.

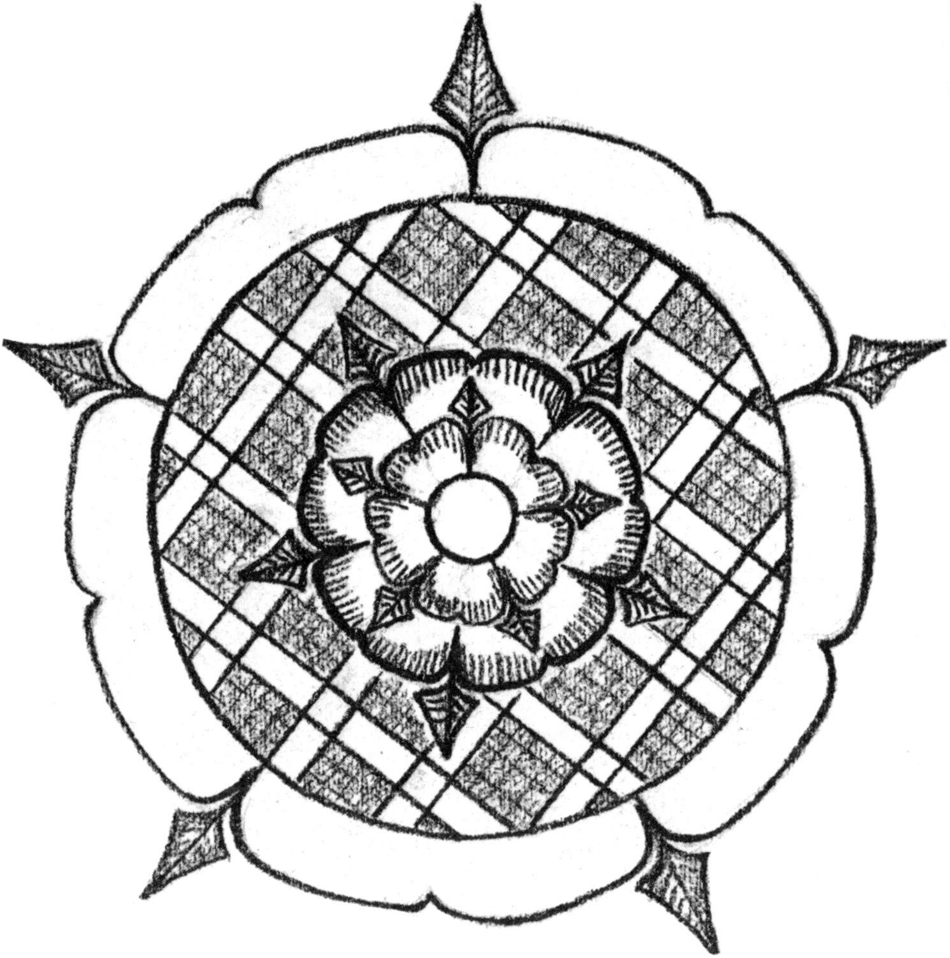

C

Checklisten

Was ist wichtig?
Worauf sollen wir hören, sag uns
worauf?
So viele Geräusche –
welches ist wichtig?
So viele Beweise –
welcher ist richtig?
So viele Reden –
ein Wort ist wahr.
Wofür sollen wir leben, sag uns wofür?
So viele Gedanken –
welcher ist wichtig?
So viele Programme –
welches ist richtig?
So viele Fragen –
die Liebe zählt.
Lothar Zenetti

Was, so werden Sie sich vielleicht fragen, sollen Checklisten in einem Buch, das sich mit dem Thema der Begleitung und Pflege kranker Menschen befaßt? Ich denke, sie haben hier ihren Platz, weil sie Denkanregungen sind, die uns die je aufgetragene Aufgabe erleichtern können. Denken, Nachdenken und die Anregung dazu sind Voraussetzungen dort, wo eine Aufgabe als kreatives Tun verstanden wird.

«Die Checkliste», schreibt Günther Feyler[7], «das ist ein Maximum an Sicherheit bei einem Minimum an Kontrolle». Die Welt, in der wir leben, ist vielschichtig und komplex geworden. Die Informationsflut wird immer unübersehbarer, die Wissensexplosion immer größer, die Lernprozesse, die vom einzelnen wie von der Gesellschaft geleistet werden müssen, immer anspruchsvoller.

«Wir müssen», so Feyler, *«immer mehr lesen*
immer mehr beherrschen
immer mehr wissen
immer mehr anwenden
immer mehr praktizieren
immer mehr weitergeben
immer mehr können» usw. usw.

Zu allem anderen, was wir in Beruf und Alltag, in Gesellschaft und Familie zu leisten haben, kommt dann noch eine neue Aufgabe, eine zusätzliche Verpflichtung hinzu: eben dieses erkrankte Familienmitglied oder dieser mir zur Betreuung überantwortete, behinderte oder leidende Mitmensch. Unversehens können sich dann Erwartung und menschliche Begrenzung in die Quere kommen, indem wir z. B. bei einem schon vorher gerüttelten Maß an Arbeit und Verantwortung nun an noch mehr Dinge denken müssen.

Wenn Zusammenleben und Lebensqualität darunter nicht leiden sollen, muß man sich helfen, indem man die Arbeit organisiert: Hilfe dabei sind zum einen Hilfsinstitutionen (siehe unter Q, S. 171 ff.), zum anderen sind es praktische Selbsthilfemaßnahmen, wie z.B. die dem individuellen Bedarf angepaßte Checkliste.

Der Begriff Checkliste stammt aus der Pilotensprache und bezeichnet eine Abstreichliste, «die in genau festgelegter und mehrfach überprüfter Reihenfolge vorgibt, was zu tun, zu lassen, zu überprüfen, festzustellen, zu verändern, zu kontrollieren und nochmals zu vergewissern ist».

Auch der Arzt geht bei der Untersuchung von Patienten nach einer eingeübten Checkliste vor, die ihm hilft, krankmachende Abweichungen von der Norm nicht rein zufällig, sondern systematisch zu erfassen, um möglichst wirkungs- und situationsgerecht eingreifen zu können. Checklisten sind, bildlich gesprochen, eine Art Vorratskammer, in der gewordene Reaktionsmuster, erprobte Erfahrungen und Wissen und Können jederzeit abrufbereit gespeichert sind.

Wenn Sie die Pflege eines kranken Menschen zu übernehmen haben, in einer Langzeitpflege immer wieder an die Grenzen Ihrer Kraft stoßen, oder wenn Sie die ihnen selbstverständlich gewordene Pflege mit zeitraubendem Erklärungsaufwand an einen Stellvertreter delegieren müssen (weil Sie vielleicht verreisen oder ganz einfach einen freien Tag brauchen), dann versuchen Sie es einmal mit der Anfertigung einer Checkliste.

Die im folgenden angeführten Checklisten sind nur als Anregung gedacht. Ihr Anwendungsbereich ist eigentlich unerschöpflich, wenn ihre Anpassung und Vervollständigung stets im Auge behalten wird. Denn Checklisten sind solange nur leere, vielleicht sogar sinn-entleerte Aufzählungen, als sie nicht vom Menschen, der sie anwendet, kreativ gestaltet und der lebendigen Wirklichkeit immer wieder neu angeglichen werden.

Mit anderen Worten:

Keine Checkliste erhebt Anspruch auf Vollständigkeit.

Sie ist ein Gerüst, das der individuellen Situation angepaßt, und das nach Bedarf ergänzt, verändert und neu «gebastelt» werden soll.

1. Checkliste für das Krankenzimmer

unbedingt erforderlich:

- ☐ Bett, nach Bedarf als Krankenbett umgestaltet (s. Checkliste 2)
- ☐ Nachttisch oder/und Bett-Tisch
- ☐ Stuhl/Sessel; auch an Sitzgelegenheit für Besucher denken
- ☐ Tisch, dient als ideale Ablagefläche
- ☐ Beleuchtung blendfrei
- ☐ Klingel: elektrische Klingel, Haustelephon, automatische Rufanlage (sich evtl. vom Elektriker beraten lassen)

erwünscht

Zur Erhaltung bzw. Verbesserung einer wohnlichen Atmosphäre

- ☐ Wandschmuck so anbringen, daß vom Patienten geliebte Bilder in seinem Blickfeld sind
- ☐ Blumen, als Topfpflanzen oder nicht riechende Gebinde
- ☐ Vorhänge, die auch grelles Tageslicht zu dämpfen vermögen

zu kontrollieren

- ☐ Heizung: Zimmertemperatur 18–20°
- ☐ Lüftung: regelmäßig, kein Durchzug
- ☐ Reinigung: möglichst staubfrei (feucht, Staubsauger)
- ☐ Beleuchtung: blendfrei, nach Bedarf regulierbar

2. Checkliste für das Krankenbett

Standort

- □ zugfrei
- □ Blickrichtung: nach Wunsch zum Fenster oder zur Tür
- □ von beiden Seiten zugänglich

Höhe des Bettes

- □ Normalbett, wo Umbetten nicht nötig ist (30–40 cm)
- □ Krankenbett (65 cm), wo mehr Pflegebedarf
  - als eigentliches Krankenbett (Zentrale für Pflegehilfsmittel[8])
  - als erhöhtes Normalbett mittels vom Schreiner angefertigter Bettklötze

Inhalt des Bettes

- □ Bettwäsche: Bezüge, Laken
- □ Bettdecke: nach Wunsch des Kranken mehr oder weniger leicht
- □ Kissen: 2 Kopfkissen, 1 Nackenstütze
- □ Unterlagen:
  - wasserundurchlässig (Gummi od. Plastik)
  - Stoffunterlage: Molton, Baumwolle od. Einwegmaterial zum häufigen Wechseln Format etwa 150×100 cm (evtl. gefaltetes Laken)

Hilfsmittel zur Lagerung[9]

- □ Rückenstütze zur erhöhten Lagerung des Oberkörpers (oft im Bett eingebaut)
- □ Bettleiter, Bettstange oder Bettzügel zum leichteren Aufrichten
- □ Lagerungskissen nach Bedarf und Notwendigkeit (so viel wie nötig, so wenig wie möglich; (s. a. unter P = Pflegen)
- □ Fußstütze für kleinere Personen, um Herunterrutschen zu vermeiden

3. Checkliste für das wichtigste Pflegematerial

was brauche ich?

- ☐ Antidekubitus-Pflegemittel: Felle, Kissen, spezielle Matratzen, Wasserkissen
- ☐ Badewannen-Hilfsmittel: Gleitschutz, Kopfpolster, Sitz für Dusche od. Wanne
- ☐ Bett-Tisch, verstellbar
- ☐ Bettschere (Sicherungsvorrichtung bei unruhigen Patienten)
- ☐ Bettwäsche aus Fließstoff
- ☐ Desinfektionsmittel (Raumdesinfektion, Hände, Körperpflege)
- ☐ Einwegmaterial: Handschuhe, Schalen, Trinkröhrchen und -becher, Tücher usw.
- ☐ Eisblasen, Eiskravatten, gebrauchsfertige Eisauflage (z. B. Frostoform)
- ☐ Einreibemittel, Franzbranntwein, Salben, Puder u. a.
- ☐ Fiberthermometer
- ☐ Fußpflege-Instrumente
- ☐ Fußstützen, Bettverkürzer
- ☐ Gehhilfen: Stöcke, Gehwagen, Gehgestell u. a.
- ☐ Hilfsmittel für Behinderte: Greifzangen, Tellerrand, Sicherheitsgriffe, Schnabeltasse, Trinkbecher u. v. a.[9]
- ☐ Klingel
- ☐ Kopfwaschvorrichtung
- ☐ Krankenbett
- ☐ Krankenfahrstuhl (Rollstuhl)
- ☐ Krankenheber (Hoyer-Lifter, Mecalift u. a.)
- ☐ Lagerungskissen und -hilfsmittel (große Auswahl)
- ☐ Lattenrost, aufrollbar oder im Rahmen als Matratzenunterlage bei Rückenproblem
- ☐ Lesehilfen: Lampe, Seitenwender, Lupe
- ☐ Mundspatel, Mundpflegemittel
- ☐ Nachtbeleuchtung, Orientierungsleuchte
- ☐ Nachtgeschirr (Topf, Flasche)
- ☐ Nachtstuhl

- Verbandmaterial: Tupfer, Gaze, Binden, Watte, Watteträger u. a.
- Wärmequellen: Wärmflasche, Wärmeteller, Heizkissen
- Waschutensilien: Waschschüssel, Nierenschale, Zahnglas, Tücher und Lappen
- Windeleinlagen, Windelhosen, Moltexunterlagen usw.
- Zahnprothesenschalen und -pflegemittel

Dieses und anderes notwendige Pflegematerial kann entweder in der Zentrale für Pflegehilfsmittel (siehe oben) ausgeliehen oder über die Apotheke erworben werden (Bezahlung durch die Krankenkasse abklären!)

Grundsatz

Notwendig ist alles was
- dem Kranken das Kranksein oder die Behinderung und
- dem Pflegenden die Pflege

erleichtert.

4. Checkliste für die Hausapotheke

(siehe auch Kapitel S, Abschnitt, Verhüten von Schäden durch Medikamente, S. 195f.)

Verbandmaterial

- ☐ Verbandpäckchen (Gazen)
- ☐ Binden; Mullbinden, Elastische Binden
- ☐ Wundschnellverband
- ☐ Watte, Wattestäbchen
- ☐ Pinzette, Schere
- ☐ Sicherheitsnadeln
- ☐ Leukoplast, Hansaplast

Arzneimittel

- ☐ Schmerzmittel
- ☐ Schlaf- und Beruhigungsmittel
- ☐ Halstabletten, Lösung zum Gurgeln
- ☐ Kamillenextrakt
- ☐ Abführmittel
- ☐ Kohlecompretten
- ☐ Wundsalbe
- ☐ Brandsalbe
- ☐ Salbe oder Gel gegen Insektenstiche
- ☐ Salbe gegen Verstauchungen und Prellungen

Individuelle Arzneimittel

- ☐ nur nach Verordnung des Arztes
- ☐ nur für diesen Patienten gegen diese Krankheit zu gebrauchen
- ☐ Aufbewahrungsart beachten, gewisse Medikamente, die kühl gelagert werden müssen, gehören in den Kühlschrank (z.B. Insulin).
- ☐ Verfalldatum beachten, verfallene Medikamente beseitigen (*nicht* im Hausmüll!)

Pflegemittel

- □ Franzbranntwein
- □ Talkumpuder oder Kinderpuder
- □ Hautcreme (z. B. Eutrafett bei gefährdeter Haut)
- □ Spray nach Bedarf (Antidekubitus-Spray, Hautschutzspray)
- □ Mundhygiene-Mittel
- □ Mundstäbchen (Glyzerin)
- □ Hand- und Fußpflegemittel
- □ milde Seife oder Seifenlösung (z. B. Esemtan)

Sonstiges

- □ Desinfektionsmittel oder -seife
- □ Essigsaure Tonerde oder Alkohol 30%
- □ Trinkröhrchen
- □ Einmalservietten und -handtücher
- □ Teesortiment (Schwarztee, Abführ-, Schwitz-, Schlaf- und Beruhigungstee, harntreibender und reinigender Tee)

5. Checkliste für die Soforthilfe bei Unfällen

Voraussetzung sind Grundkenntnisse, die Sie sich aneignen können, z.B. in einem
- Nothelferkurs
- Samariterkurs
- Nothilfetraining

Erste Hilfe bei Unfällen

- ☐ Überblick verschaffen
- ☐ weitere mögliche Gefahren ausschließen
- ☐ Selbstschutz
- ☐ Arzt benachrichtigen oder
- ☐ Notruf nach Situation
  - ● Notfallnummern in Greifnähe
  - – Sanität: CH 144 / BRD 110
  - – Polizei: CH 117 / BRD 110
  - – Feuerwehr: CH 118 / BRD 112
  - ● Melden nach den folgenden W-Fragen:
  - – wer meldet? (Name)
  - – was ist geschehen? (inkl. besondere Gefahren)
  - – wo ist es geschehen?
  - – wieviel Verletzte?
  - – wann ist es passiert?
  - – was wurde schon getan?
- ☐ Sofortmaßnahmen bei
  - – *Atemstillstand:* Atemwege freilegen, Beatmen (dafür ist eine Ausbildung notwendig!)
  - – *Verbrennung:* 10–20 Minuten mit kaltem Wasser kühlen
  - – *Knochenbrüche:* Ruhigstellen, auch die benachbarten Gelenke
  - – *Blutung:* stillen; Patient hinlegen, entsprechendes Glied hochhalten, Druckverband, Fingerdruck
  - – *Schock, Kollaps:* flach lagern, Beine hoch, beengende Kleider öffnen

6. **Checkliste für den Todesfall** (aus Feyler[7])

- ☐ Habe ich eine Vermögensaufstellung gemacht?
- ☐ Wo ist der Aufbewahrungsort?
- ☐ Habe ich ein Testament?
  - notariell, wo?
  - Nachlaßgericht, wo?
- ☐ Hat meine Bank eine Abschrift?
- ☐ Wo liegt eine Sicherheitskopie?
- ☐ Wo liegen meine Versicherungsverträge?
  - Lebensversicherungen (wer ist bezugsberechtigt?)
  - Unfallversicherungen
  - Haftpflicht-Versicherungen
  - Sterbefallversicherungen
  - Krankenversicherungen
  - Zusatzversicherungen
  - Kapitalversicherungen (wer ist bezugsberechtigt?
  - Sonstige Versicherungen (genau aufführen)
- ☐ Wie kommen meine Angehörigen schnell zu Bargeld?
- ☐ Wo und wie möchte ich beerdigt sein?
- ☐ Hat meine Frau ein Girokonto?* (*für Männer, die Haushaltsvorsteher sind)
- ☐ Hat meine Frau eine Bankvollmacht?*
- ☐ Wer ist Vermögensverwalter?
- ☐ Wo liegen meine Wertpapiere?
- ☐ Wo liegen meine persönlichen Wertsachen?

Für die Angehörigen

- ☐ Wer muß sofort (Telefon, Telegramm) verständigt werden?
- ☐ Ärztliches Attest über Todesursache besorgen
- ☐ Sterbeurkunde besorgen (10 Fotokopien machen lassen)
- ☐ Testamentseröffnung veranlassen
- ☐ Bestattungsunternehmen beauftragen
- ☐ Anzeigen-, Karten- und Danksagungstexte aufsetzen
- ☐ Kirche bzw. Pfarrer verständigen

7. Checkliste für die eigene Arbeitsentlastung

6 Fragen beim Gefühl überfordert zu sein

- ☐ Ist die Arbeit, die ich tue, überhaupt notwendig?
  - was geschieht, wenn ich einen Teil davon streiche, aufschiebe?
  - was geschieht, wenn ich eine Stunde Pause einschalte?
- ☐ Muß ich die Arbeit unbedingt selber machen?
  - kann ich etwas davon meinen Familienangehörigen delegieren?
  - kann ich eine Nachbarin, einen Freund zu Hilfe bitten?
- ☐ Habe ich alle Ressourcen ausgeschöpft?
  - Pflegehilfsmittel, Einwegmaterial
  - Institutionen und Hilfsdienste
- ☐ Könnte in der Arbeit, die zu tun ist, noch Zeit eingespart werden?
  - gibt es rationellere Arbeitsweisen?
  - habe ich die einfachste Methode ausgewählt?
- ☐ Wie gestalte ich meinen Tag?
  - beginne ich den Tag bewußt?
  - wie schirme ich mich gegen Störungen ab?
  - wie gestalte ich meine Arbeitspausen – Denkpausen?

Mit diesen Checklisten ist lediglich eine Auswahl möglicher Denkhilfen für den Pflegealltag gegeben. Sehr hilfreich sind auch *Listen für den pflegerischen Tagesablauf*, die einem möglichen Vertreter eine rasche Übersicht über die anfallenden Aufgaben verschaffen, z. B.:

- Wie oft und wann ist Fieber zu messen
- wann welche Medikamente
- wann welche Mahlzeiten
- welche Maßnahmen zur Körperpflege usw. usw.

Sie werden in diesem Buch noch auf viele andere Vorschläge für Checklisten stossen. Sie finden *weitere Checklisten* zum Beispiel in folgenden Kapiteln:

E = Entspannung (S. 51)
G = Gesundheit-Krankheit (S. 76ff.)
H = Hauskrankenpflege (S. 85f.)
I = Informieren (S. 96ff.)
R = Regeneration durch Schlaf und Traum (S. 183)
V = Vom Sinn der Schwermut (S. 227f.)

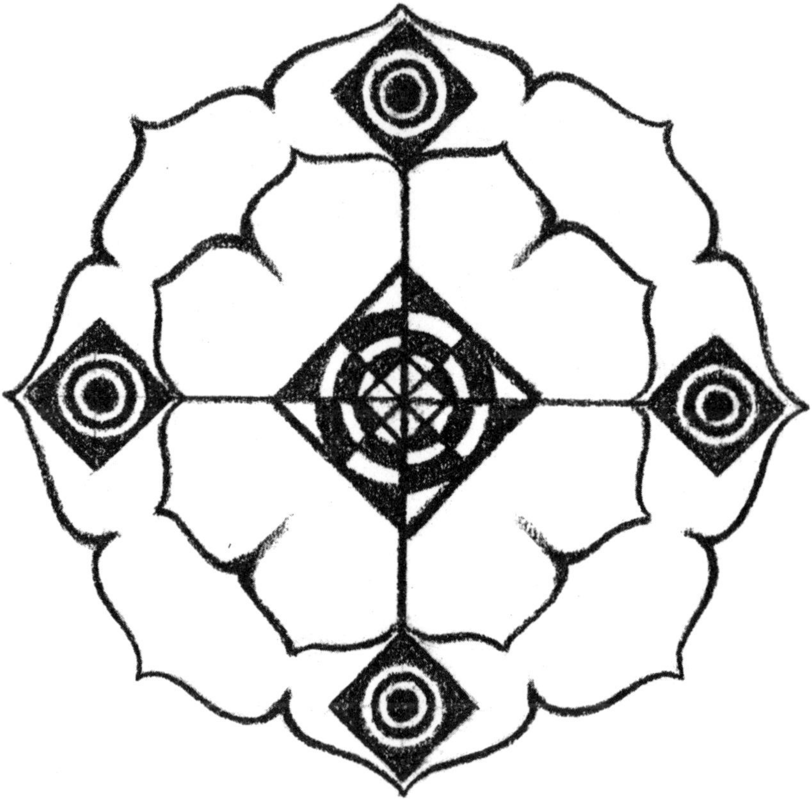

D

Diagnose und Therapie

Müsset im Naturbetrachten
Immer eins wie alles achten;
Nichts ist drinnen, nichts ist draussen:
Denn was innen, das ist außen.
So ergreifet ohne Säumnis
Heilig öffentlich Geheimnis.

Freuet euch des wahren Scheins,
Euch des ernsten Spieles:
Kein Lebendiges ist Eins,
Immer ist es Vieles.
Goethe

Krankheit wird von uns heutigen Menschen sehr rasch – häufig *nur* – mit Symptomen und Diagnosen in Verbindung gebracht, ohne daß man sich über die Krankheit als solche und ihre Zusammenhänge Gedanken machte.

Ursache der Krankheit sind Störungen des Körpers und des Wachstums des menschlichen Lebens. Da es der Störungen mittlerweile so viele sind, sprechen wir im Gegensatz zur Gesundheit, die immer singular ist, von *Krankheiten.* Wir stoßen hier auf ein typisches Phänomen unserer hochspezialisierten Medizin – die aber wiederum nur ein Spiegelbild der durch die Technik bestimmten Gesellschaft darstellt –, daß sie sich mehr mit Symptomen (also den Erkennungszeichen einer Krankheit) beschäftigt als mit dem Menschen, der diese Symptome aufweist. Dieses Erkennen der Zeichen, das Diagnostizieren (griech. diagnòsis=unterscheidende Beurteilung, Erkenntnis), führt zum Stellen der *Diagnose.* Damit findet der Arzt – um es bildlich auszudrücken – einen Schlüssel, der ihm den Zugang zu einem bis dahin verschlossenen Gebiet eröffnet, d. h. die Diagnose hilft ihm zu erkennen, wo er bei der *Symptombeseitigung* anzusetzen hat.

Symptombeseitigung oder -linderung bedeutet, dem betroffenen Menschen das verlorengegangene Wohlbefinden wiederzugeben durch: Schmerzbekämpfung, Krampflösung, Wiederherstellung gestörter Funktionen (z. B. bei Herzversagen), Zufuhr von fehlenden Stoffen (Insulin bei Diabetes mellitus=Zuckerkrankheit) usw. Gleichzeitig versucht der Arzt – wo dies möglich ist – auch die *Ursache* der Störung zu beheben. Beispielsweise verordnet er bei Gelenksaffektionen entzündungshemmende Medikamente, bei Infektionen bakterientötende Mittel, bei Krebs Stoffe zur Hemmung der Zellteilung.

Die Krankheit als Alarmsituation und Alarmreaktion des Körpers wird so zwar erkannt (diagnostiziert) und angegangen (therapiert); die eigentliche *Wurzel des Krankseins* bleibt dabei aber oft unerkannt und unberücksichtigt, und deshalb bleibt in vielen Fällen dieses Vorgehen eine Art Flickwerk.

Der Mensch als Leib-Seele-Geist-Einheit, als lebendiger Leib, ist mehr als die Summe seiner Teile[10]. Folglich ist Krankheit als Funktionsstörung an einem der Organe *auch* Ausdruck einer ganzheitlichen Lebensstörung, deren Ursache und Auswirkung letztlich mit keiner Diagnose eingefangen werden kann. «Es gibt keine Krankheiten, es gibt nur den kranken Menschen» – das ist eine Aussage, die uns darauf hinweist, weiter zu sehen als nur bis zur Diagnose und der auf ihr beruhenden Therapie.

Es ist wohl wichtig, daß der Kranke seine Diagnose kennt und sich mit den Folgen, die sich daraus für ihn ergeben, aktiv auseinandersetzt, und daß auch seine Angehörigen und Pflegenden möglichst genau informiert werden, wie der Arzt «erkennt und vorgeht». Wenn wir aber zu sehr bei der Diagnose stehenbleiben und nichts im Blickfeld haben als die Symptome und ihre Beseitigung, kann dies die Wiederherstellung des Patienten hindern. Es kann sein, daß der Betroffene in ein Schema eingeordnet wird, das auf ihn nicht paßt, und daß er zu Maßnahmen gedrängt wird, die ihm in seiner speziellen Situation nicht bekommen.

Ein Beispiel: Herr X, bei dem ein Diabetes mellitus (Zuckerkrankheit) diagnostiziert wurde, wird als Diabetiker einer bestimmten Diagnose-Gruppe zugeordnet. Das ist einerseits hilfreich und nützlich, denn dadurch können die bisher erprobten Erfahrungen im Umgehen mit dieser Krankheit sinnvoll genutzt werden (Literatur mit Ratschlägen für Lebensweise und Ernährung u. a. m.).

Andererseits aber dürfen wir dabei nicht stehen bleiben, denn Herr X ist nicht nur ein Diabetiker, sondern auch ein Individuum mit seiner eigenen Geschichte, in einer individuellen Umwelt und Lebenssituation. Der bei ihm festgestellte Diabetes ist ein *Teil dieser Biographie,* in der nicht nur das erkrankte Pankreas (die für den Zuckerhaushalt zuständige Bauchspeicheldrüse) eine Rolle spielt, die losgelöst von allen anderen Faktoren seiner Lebensumstände gesehen werden könnte. Seine Erkrankung kann nur im Zusammenhang aller seiner Gegebenheiten wirklich erfaßt werden, wie seine etwaigen sonstigen gesundheitlichen Störungen, seine seelisch-geistige Gestimmtheit, seine sozialen und kulturellen Hintergründe, seine familiäre Situation. Nur unter Einbeziehung all dieser Aspekte, die seinen persönlichen Lebenszusammenhang ausmachen, kann man Herrn X wirklich helfen.

Dieses eine Beispiel läßt sich abwandeln auf jede individuelle Krankengeschichte. So gibt es auch nicht etwa «den Krebs», sondern bei jedem Patienten ist die Situation eine andere, auf die entsprechend einzugehen ist. Über das Erstellen der Diagnose hinaus ist hier die Zuwendung erforderlich, aufgrund deren man dem Menschen, der an dieser Krankheit leidet, die Mittel an die Hand gibt, mit seiner Erkrankung zu leben. In dieser Hinwendung zum Menschen sehen wir, was diesem Menschen wirklich fehlt und wie gehandelt werden muß, damit er das bekommt, was er in seiner gegenwärtigen Situation braucht.

Damit kommen wir nun zur *Therapie.* Sie ist Behandlung und als solche immer Handlung und Handeln. *Wie* muß gehandelt werden?

Der Arzt fällt seine Therapie-Entscheidung aufgrund der Diagnose und gibt der Krankenschwester/Pflegeperson die erforderlichen Anweisungen, diese Therapie durchzuführen. Soweit es notwendig ist, werden wir (Pflegende) in die Abläufe einer solchen Therapie eingeführt und so dazu befähigt, sie zu übernehmen. Wichtig ist, daß wir diese Aufgabe nur dann übernehmen, wenn wir uns in allen Punkten so sicher fühlen, daß wir es wirklich tun können und infolgedessen auch tun wollen. Niemand sollte für sich den Anspruch erheben, alles tun zu können und zu müssen. Hier müssen wir im Auge behalten, wo die Grenzen unserer Belastbarkeit sind. Wo die erforderliche Sicherheit fehlt, sollten wir lieber Hilfe von Dritten annehmen. Die Frage, wie wir handeln sollen, ist also so zu beantworten: wir sollen so handeln, daß Angst und Unsicherheit, die im Kontakt mit einem Kranken, Leidenden immer mehr oder weniger stark anwesend sind, bei uns wie beim betroffenen Kranken in einem Rahmen bleiben, den wir bewältigen können.

Bewältigen der Angst und Unsicherheit heißt aber nicht, daß wir sie abschaffen könnten. Vor allem Angst läßt sich nie einfach wegschieben. Es geht vielmehr darum, daß wir lernen, mit der Angst umzugehen, daß man sie beobachtet, daß man sie aushält, daß man darauf achtet, wo die Belastung erträglich bleibt und wo die Grenze ist, an der sie über unsere Kraft geht. Diese Grenze muß dann auch akzeptiert werden. Mehr über Angst und Angstbewältigung siehe Seite 224.

Unter diesem Gesichtswinkel ist es vielleicht auch möglich, Krankheit nicht nur als unglückseligen Schicksalsschlag zu erfahren, den es mit allen Mitteln zu bekämpfen und zu beendigen gilt.

In einem Gedicht von Hölderlin heißt es: «Nah ist und schwer zu fassen der Gott. Wo aber Gefahr ist, wächst das Rettende auch».

In einer Krankheit ist nicht nur Leid, sondern auch eine Chance verborgen. Die Chance, die eigene Lebenslage einer Prüfung zu unterziehen und sich den veränderten Umständen bewußt anzupassen, mit den Einschränkungen so sinnvoll umzugehen, daß Krankheit nicht nur Verlust der Lebensqualität bedeutet.

Krankheit als Chance aber sprengt den engen Rahmen von Diagnose und Therapie. Sie hat zu tun: einmal mit dem Menschen, der einübend lernt, sie durchzutragen; und andererseits mit jenem anderen Menschen, der dem Leidenden begleitend und aushaltend zur Seite steht, der *ihn* meint, *ihn* pflegt, *ihm* heilend-handelnd begegnet und nicht seine Sicht einengt auf den Teilbereich von Diagnose und Therapie.

Denn:

- krank ist nie einfach ein Organ (Diagnose), und geheilt wird nie nur ein Körperteil (Therapie).
- Es gibt nicht die Krankheit, es gibt nur den kranken Menschen.
- Es gibt nur den *Menschen* in seiner Krankheit und Hilfsbedürftigkeit, dem wir helfen können und müssen.

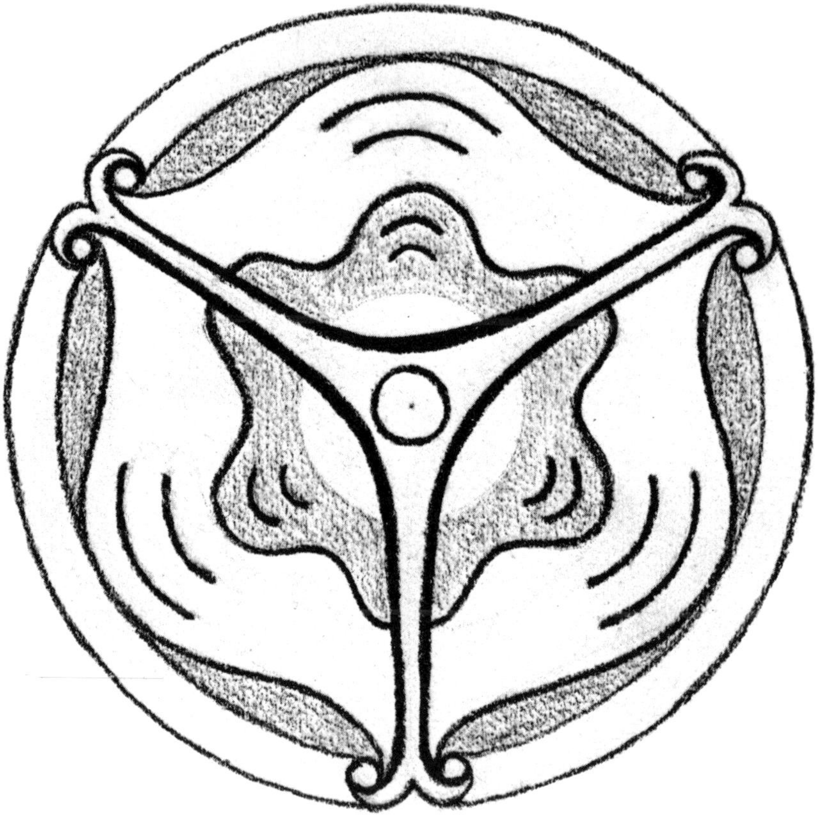

E

Entspannen

Das Bejahen des eigenen Lebens,
das Annehmen der eigenen Bestimmung,
wie sie sich
in jedem Moment abzeichnet,
ist der höchste Akt von Vertrauen.
Es ist unglaublich einfach.
Es ist tiefste Hingabe.
P. Williams

Bewußtes Entspannen ist für das Lebensgefühl und das Wohlbefinden eine so entscheidende Übung, daß ganz besonders in diesem Kapitel beide Beteiligten angesprochen werden: der kranke und leidende, aber auch der begleitende, pflegende Mensch:

- *Dem Kranken,* dem die Tage lang werden, der an Schmerzen leidet oder unter der Frage nach dem Sinn des Daseins, kann durch bewußtes Einüben der Entspannung ebenso geholfen werden, wie
- *dem Betreuer,* der durch die zusätzliche Aufgabe der Pflege u. U. an die Grenzen seiner seelisch-körperlichen Belastungsfähigkeit stößt.

Die Methode, nach der Entspannung geübt wird, ist von untergeordneter Bedeutung. Alle Wege, wenn sie in der rechten Absicht und Haltung mit Ausdauer durchgeführt werden, haben heilende Wirkung.

Bewährte und wirksame Methoden zur Schnell- und Sofortentspannung sind

- die Muskelentspannung
- die Atementspannung
- das «autogene Training»
- die Körperorientation oder Übung des Leibbewußtseins.

Bei regelmäßiger Übung führen sie alle zu größerer innerer Ruhe und besserer Regenerationsfähigkeit, oft sogar zur Wiederherstellung versagender Lebenskräfte.

Da dieses Buch nicht mehr als Anregungen geben soll, muß auf eine erschöpfende Auswahl von Entspannungsübungen verzichtet werden; dazu sei auf die umfangreiche weiterführende Literatur verwiesen[11].

An den Anfang möchte ich eine Checkliste stellen, die der *inneren Ruhigstellung* dienen kann und in erster Linie den aktiven, im Leistungs- und Pflegeprozeß stehenden Menschen ansprechen wird.

1. Checkliste für die innere Ruhigstellung (Pflegeperson)

- ☐ Sorgen Sie für mehrere Atempausen am Tag. Sie können höchstens 3 bis 4 Stunden ununterbrochen konzentriert arbeiten; dann fällt die Leistungskurve ab.
- ☐ Finden Sie heraus, wie Ihre persönliche Leistungskurve und Ihr eigener Lebensrhythmus verlaufen. Zu welchen Tageszeiten sind Sie besonders leistungsfähig, wo liegen Ihre Tiefpunkte? Berücksichtigen Sie beides nach Möglichkeit bei Ihrer Zeiteinteilung.
- ☐ Gönnen Sie sich jeden Tag etwas Gutes. Man muß genießen können, um genießbar zu sein.
- ☐ Legen Sie sich Zeiten der Stille fest, in denen berufliche Pflichten und Probleme keinen Raum haben, und tun Sie, was Ihnen Freude macht.
- ☐ Lassen Sie sich diese Ruhezeiten nicht von anderen Menschen nehmen. Wer rund um die Uhr belagert ist, wird die Festung bald einmal nicht mehr verteidigen können.
- ☐ Seien Sie konsequent in der Verfolgung Ihres Tagesprogrammes. Listen Sie wichtige Erledigungen auf und wenden Sie sich den wichtigsten und schwierigsten Problemen zuerst zu.
- ☐ Bei der Suche nach Problemlösung lassen Sie Kopf und Herz (Denken und Fühlen) gleicherweise teilnehmen. Entscheiden Sie sich für einen Weg und bleiben Sie dann in Entschiedenheit dabei. Sogar eine «falsche Entscheidung» (sofern es die gibt) ist immer noch besser als lähmende Unentschiedenheit.
- ☐ Machen Sie sich keine Sorgen über Dinge, die noch gar nicht existieren. Angst vor der Angst ist die unnötigste Angst.
- ☐ Gehen Sie Ihren wirklichen Ängsten nicht aus dem Weg, sondern schauen Sie sie an. Nur der Mut zum Unbekannten überwindet sie: «Hinter jeder Angst verbirgt sich ein Auftrag» (C. G. Jung).
- ☐ Achten Sie auf den körperlichen Ausgleich, so daß Bewegung und Muße sich die Waage halten. Nur im ausgewogenen Wechselspiel der Kräfte erhalten Sie Ihre Leistungsfähigkeit und Leistungsbereitschaft.

Die folgenden Übungen[12] sind speziell auch für kranke Menschen geeignet. Es muß aber daran erinnert werden, daß solche Übungen nicht ohne weiteres für andere Menschen passen, auch nicht, daß sie ihnen beim ersten Versuch hilfreich sind. Oft steht der Mensch seinem Körper hilflos und ohne Beziehung gegenüber. Dann lehnt er auch ab, was damit zusammenhängt: die Übung. Wie für Meditation und Gebet (siehe M) gilt auch hier, daß der Mensch sich der Übung öffnen kann, wenn die Zeit dafür gekommen ist, und jeder nur nach seinem Maß und auf seine Weise. Ohne diese Voraussetzungen bleibt ihre Wirkung beschränkt.

Nie soll und darf daher einem anderen Menschen – einem Kranken – etwas aufgezwungen werden, von dem *wir* meinen, daß es für ihn gut ist. Dies gilt insbesondere für «die Übung am eigenen Leib». Oft sind schon die ganz kleinen Dinge des täglichen Lebens, wenn sie nur wieder bewußt getan werden, hilfreich. Zum Beispiel:

- gut durchatmen bei geöffnetem Fenster,
- sanftes berühren oder streicheln einer schmerzhaften Stelle,
- die Glieder durchstrecken lassen, anspannen und loslassen usw.

2. Muskelentspannung (nach Pierce)

- Schließen Sie sitzend Ihre Augen und lockern Sie Ihre Nacken- und Schultermuskeln. Rollen Sie daraufhin den Kopf viermal im Uhrzeigersinn. Versuchen Sie hierbei die Muskeln noch mehr zu lockern. Wiederholen Sie dann die gleiche Bewegung viermal entgegen dem Uhrzeigersinn.
- Legen Sie sich hin und heben Sie den rechten Fuß etwa 40 cm hoch. Spannen Sie dabei die Muskeln so stark wie möglich an. Das Bein muß steif sein und ermüden. Spüren Sie hierbei geistig den Verlauf der Muskeln von den Zehen bis zur Hüfte nach. Augen geschlossen lassen. Nach 3 oder 4 Minuten lassen Sie das Bein nach völliger Ermüdung plötzlich und ganz locker zurückfallen.
- Wiederholen Sie die gleiche Übung mit dem linken Bein. Lassen Sie den Gedankenprozeß dabei viermal langsam vor Ihrem geistigen Auge ablaufen.
- Heben Sie den rechten Arm über die Waagerechte hinaus schräg nach oben an. Die Hand ist zu einer Faust geballt. Spannen Sie die Muskeln so heftig wie möglich an. Folgen Sie gedanklich wiederum dem Muskelverlauf von den Fingerspitzen bis zur Schulter und dem Nacken. Wiederholen Sie diesen Prozeß, bis der Arm total ermüdet ist. Dann locker und schlaff zurückfallen lassen.
- Wiederholen Sie die gleiche Übung mit dem linken Arm.
- Stellen Sie sich mit geschlossenen Augen einen Kreis an der Decke über Ihnen vor. Er soll einen Durchmesser von ungefähr 1.50 Meter haben. Lassen Sie Ihre Augen viermal im Uhrzeigersinn um diesen Kreis herumlaufen. Wiederholen Sie die gleiche Übung ebenso langsam entgegen dem Uhrzeigersinn.
- Anschließend stellen Sie sich statt des Kreises ein Viereck mit einer Seitenlänge von ungefähr 1,50 Meter vor. Folgen Sie nunmehr auch den Linien des Vierecks. Ebenfalls viermal im Uhrzeigersinn und viermal entgegengesetzt.
- Bleiben Sie einige Minuten liegen und genießen Sie die völlige Entspannung, die Sie erreicht haben.

Beschränken Sie die Anwendung dieser Methode auf Augenblicke übergroßer Spannung.

3. Atmung und Atementspannung

Der Atem als körperlicher Vorgang ist der harmonische Wechsel von Ein- und Ausatmen. Er ist aber noch mehr: er ist Ausdruck des Menschen, der sich öffnet und wieder schließt – ein Geben und Nehmen – in dem Erneuerung des Lebens und damit auch der Lebenskraft geschieht. Das betrifft ganz konkret auch das Durchhaltevermögen in Belastungszeiten, etwa durch eine Krankheit oder in der Pflege und Begleitung kranker oder sterbender Menschen.

Daß wir immer wieder aus dieser Kraft herausfallen, müde werden, ausgelaugt und erschöpft sind, ist unter anderem eine Folge davon, daß wir das richtige Atmen verlernt haben:

- *Wir atmen nicht vollständig aus,* was zu Blockaden im «ein und aus» führt. Dadurch fühlen wir uns rasch müde, beengt, reduziert in der Leistungskraft.
- *Wir atmen nicht von der Mitte unseres Körpers* – vom Bauch-Beckenraum – her. In der Brustatmung kann nie die Atemfülle einer Bauchatmung möglich werden, wir haben nie an der ganzen Atemkraft teil und atmen «halbherzig», leben also auch halbherzig.
- *Unser Schwerpunkt liegt auf dem Einatmen,* das wir außerdem zu lange anhalten. Dadurch wird die Tätigkeit des Zwerchfells eingeschränkt. Im Zwerchfell aber liegt die eigentliche Selbsttätigkeit der Atmung, hier *geschieht* sie ganz einfach. Als die Membran, die zwischen oben und unten schwingt, schafft sie in diesem Schwingen die physische und seelische Verbindung zwischen diesen beiden Bereichen. In der hochgezogenen Brustatmung hingegen wird die willentliche Muskelkraft miteingesetzt, sie betont mehr das ethische Sollen, während die Zwerchfellatmung – die Atmung aus der Mitte – mehr dem Sein, dem Geschehenlassen, Raum läßt.

Falsche Atmung ist ein Zeichen dafür, daß wir nicht im Gleichgewicht sind, daß ein Zuviel da ist (müssen, sollen) und gleichzeitig ein Zuwenig (loslassen, geschehenlassen).

Im Bild der Atmung können wir sehen, was uns geschieht, wenn wir den Rhythmus des Lebens: ein – aus, geben – nehmen, tun –

lassen usw. seines natürlichen Flusses berauben. Wenn wir zulassen, daß diese Balance sich verschiebt (weil so viel an müssen und sollen von uns verlangt wird), verlieren wir rein physisch die Verbindung mit unserer Mitte, seelisch letztlich die Verbindung mit uns selbst, mit unserem Urgrund. Dann entsteht Unbehagen, Mißmut, oft Angst, nicht selten treten Gefühle von Panik oder Depression auf: *wir sind gestreßt.*

Richtiges Atmen

kann wieder erlernt werden:

- uns loslassen in den Ausatem hinein; das bedeutet: *ganz* ausatmen, nicht Luftreste (verbrauchte Luft) zurückhalten
- dann werden wir erfahren, daß der Einatem von selbst anspringt, ohne unser Zutun geschieht, wenn die Lungen leer sind und sich aufgrund ihrer natürlichen Funktion wieder füllen wollen.

Im übertragenen Sinne heißt das:

- wir lassen all das los, was nicht zu uns gehört, alles, was verbraucht, was mit Schadstoffen aller Art aufgeladen ist, und
- wir schaffen Raum für das unverbrauchte Neue, Lebendige, Erneuernde. Darin geschieht körperliche Regeneration. Aber darüber hinaus, wenn Atmen so geübt wird, ist der ganze Mensch an diesem Vorgang beteiligt, als Einheit von Leib-Seele Geist, und erfährt ganzheitliche Erneuerung.

Die Atementspannung[13]

Die sogenannte «4–8–4-Atmung» dient der Entschlackung von Körper und Geist. Wenn immer möglich, soll sie im Sitzen vorgenommen werden. Bettlägerige Patienten können sich im Bett aufsetzen.

- Sitzen Sie möglichst gerade, Schultern leicht nach hinten, Kopf aufrecht
- pressen Sie den Daumen der rechten Hand gegen das rechte Nasenloch, um dessen Atemkanal zu sperren
- atmen Sie 4 Sekunden lang (zählen Sie 21–22–23–24) durch das linke Nasenloch ein
- halten Sie 8 Sekunden lang den Atem an (mitzählen)
- geben Sie jetzt das rechte Nasenloch frei und sperren Sie mit dem linken Daumen den linken Atemkanal – atmen Sie langsam 4 Sekunden lang (zählen) durch das rechte Nasenloch aus. Die Lunge soll dabei völlig entleert werden.

Diese Übung wird am besten zu Beginn 4×, später 6 bis 8× wiederholt. Die Wirkung stellt sich am ehesten ein, wenn sie regelmäßig, d. h. über einen längeren Zeitraum, morgens und abends vorgenommen wird.

4. Übungen zur Körperorientation oder für das Leibbewußtsein

Diese Übungen helfen uns – ob gesund oder krank – bewußter in der Gegenwart zu leben. Wir werden dabei gezwungen, vorübergehend alle Gedanken abzuschalten, weil wir uns ausschließlich auf das eigene Körpergefühl konzentrieren. Damit schlagen wir gleichsam eine Kontaktbrücke zwischen Geist und Körper, die Blockierungen aufzulösen vermag und Energien freier fließen läßt. So geht es uns körperlich besser, wir werden geistig wacher, aufmerksamer, leistungsfähiger und entspannter. Dadurch können evtl. auch Schmerzen abnehmen und eine anstehende Genesung kann gefördert werden.

Das Prinzip dieser Übungen liegt in der bewußten Kommunikation mit dem Körper, die ein größeres Ganzheits- bzw. Integrationsgefühl entstehen läßt.

Übung im Liegen[12]

- Legen Sie sich möglichst in Rückenlage, die Beine ausgestreckt, die Füße hüftbreit auseinander, leicht nach außen fallend,
- die Arme ruhen bequem neben dem Körper, die Hände locker mit dem Handrücken auf dem Boden aufliegend,
- der Kopf liegt in gerader Verlängerung zur Wirbelsäule, die Augen sind geschlossen,
- spüren Sie nun Ihr Becken, wie es auf dem Boden aufliegt, wie der Boden Sie im Becken trägt, wie Sie sich niederlassen können,
- konzentrieren Sie sich auf das rechte Bein, beginnend beim Oberschenkel bis zur Kniekehle, weiter den Unterschenkel entlang bis zur Ferse, spüren Sie den Fuß und die Zehen,
- erspüren Sie dann den Unterschied zwischen dem linken und dem rechten Bein (ob Sie mehr Kontakt zur Erde haben),
- lenken Sie Ihre Konzentration ins Becken zurück und durchwandern Sie dann das linke Bein,
- zum Becken zurückkehrend suchen Sie jetzt die Beziehung zum Boden im Rücken, langsam Wirbel um Wirbel bis zu den Schultern hinauf,
- spüren Sie den Kontakt vom rechten Oberarm zum Boden, Stück um Stück, über den Ellenbogen zum Unterarm, Handgelenk, Hand, bis in die Finger,
- vergleichen Sie das Aufliegen des rechten Armes mit dem des linken,
- kehren Sie zur Mitte zwischen den Schulterblättern zurück und durchwandern Sie in gleicher Weise den linken Arm,
- lassen Sie sich Zeit, nehmen Sie die Eindrücke wahr und erinnern (verinnerlichen) Sie dann das Becken und die Beine,
- wenden Sie Ihre Aufmerksamkeit dann dem Hinterkopf zu, erfühlen Sie seine Beziehung zum Boden, wie auch er getragen ist von der Erde,

- nehmen Sie sich dann im ganzen Leibe wahr, wie Sie daliegen,
- ruhen Sie sich aus, lassen Sie sich ganz los und verweilen Sie in dieser Entspannung, solange Sie sich darin wohlfühlen,
- lösen Sie dann die Entspannung auf, indem Sie langsam erst die Hände und Füße anziehen, kreisen lassen, strecken – dehnen Sie diese Bewegung auf alle Glieder aus und strecken Sie sich dann gründlich, öffnen Sie die Augen.

5. Entspannungsübung zum Visualisieren von Genesung/Linderung von Schmerzen

O. Carl Simonton[14] und seinen Mitarbeitern fällt das Verdienst zu, durch die kreative Vorstellung – die Visualisierung – Patienten zu helfen, die positive Seite ihrer Erkrankung zu erkennen und zu stärken und auf diesem Wege krankhafte Störungen zu vermindern, zu bessern, vielleicht sogar ihre Heilung zu beschleunigen. Es werden dabei *Entspannungsübungen* (wie oben 4) *in Verbindung mit Vorstellungsbildern* (Visualisierungstechniken) eingesetzt, die gezielt der Stärkung des Vertrauens auf die inneren Heilkräfte (siehe K=Kräfte der Selbstheilung) dienen.

Solche Vorstellungsbilder sind individuell verschieden. Ihr wichtigstes Kriterium ist die positive Einstellung und ihr Symbolcharakter, z.B.:

- der innere Heiler ist stark und mächtig
- die Behandlung ist gut, richtig und hilft mir
- der Schmerz wird immer geringer und ich werde bald ganz gesund sein.

Weitere Vorstellungsbilder finden Sie in den beiden Übungen nach Murphy und Simonton S. 115 und 116.

Die Wirkung solcher Übungen ist ebenso verschieden wie die Menschen, die sie anwenden. Nicht alle Menschen finden gleich gut und leicht den Zugang zum eigenen Vostellungsvermögen; vielen ist auch das Leibbewußtsein gänzlich abhanden gekommen.

Mit diesem Leibbewußtsein geht aber einher auch die Offenheit für das eigene Sein, das über die körperliche Existenz hinausweist auf die Beziehung des Menschen zum Wesentlichen überhaupt – zu der in seiner Tiefe angelegten Fähigkeit zur religiösen Gebundenheit.

In der Übung des Leibes[15] handelt es sich nicht nur um Wiedergewinnung oder Förderung der äußeren Funktionstüchtigkeit, sondern auch darum, die Entfremdung des Menschen von seinen leibseelischen Wurzeln abzubauen; darum, dessen gewahr zu werden, was uns stärkt und trägt, und in der Stille und im Loslassen unserer Verhaftung an die Außenwelt zurückzukehren zu uns selbst.

Dieses «zu uns selbst» darf nicht zu eng gesehen werden, denn mit dem Wort «Selbst» ist jener tiefste Wesenskern gemeint, von dem C. G. Jung sagt, daß in ihm die Begegnung des Menschen mit Gott angelegt sei, und von dem Christus spricht, wenn er sagt: «Ich und der Vater sind eins».

Das entspannte Hineinhorchen in die eigene Tiefe ist ein Weg, sich diesem eigenen Einswerden, und damit dem Einswerden mit Gott in Christus Jesus zu nähern.

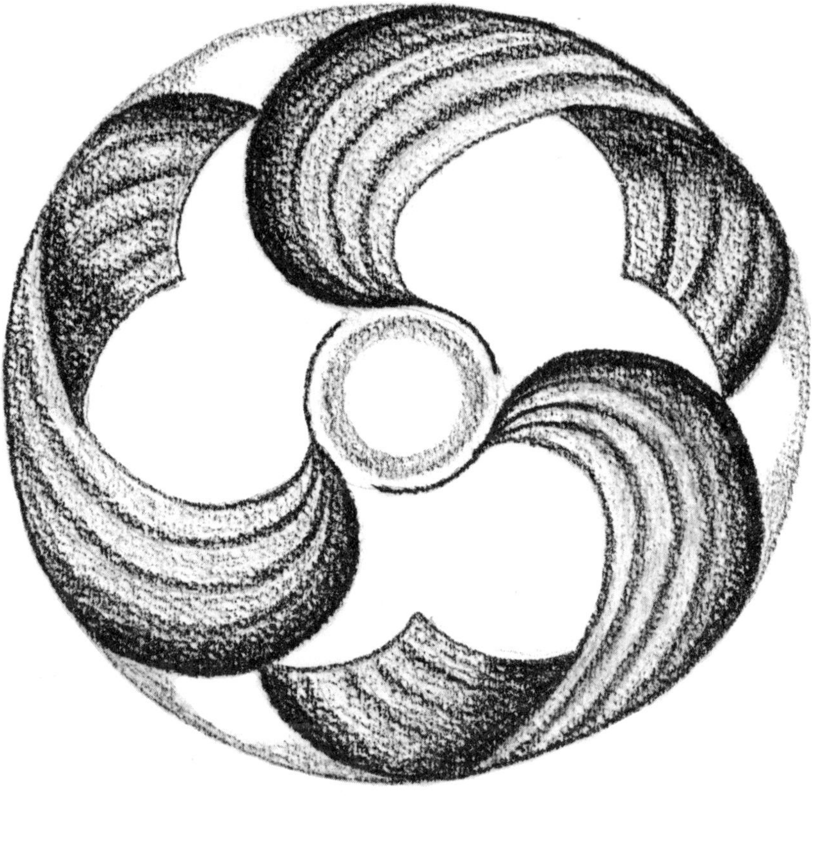

F

Freizeit – freie Zeit

Die Geburtsstunde der menschlichen Freiheit ist
die Stunde der Begegnung mit Gott.
Ob Gott nun einen Menschen aus sich herauszwingt
durch die Übermacht von Not und Leid,
ob er ihn aus sich herauslockt durch die Bilder
der Schönheit und Wahrheit ... das ist ja eigentlich
gleichgültig.
Wenn der Mensch nur gerufen wird
und wenn er sich nur rufen läßt!
Alfred Delp

Menschliche Gemeinschaften – Familien nicht weniger als Arbeitsgruppen in Pflegeeinheiten größerer Institutionen (Pflegeheime, Krankenhäuser) – stehen unter dem Anspruch des Dienstes, der ohne zeitliche Begrenzung ist. Neben der akut anfallenden Arbeit durch diesen Dienst müssen außerdem Probleme bewältigt, Verantwortung getragen, Entscheidungen gefällt werden, und alles zusammen ergibt eine recht ansehnliche Belastung.

Dies, so wird mancher sagen, hat es immer gegeben, und es ist kein besonders hervorzuhebendes Merkmal unserer Zeit. In unserer Zeit jedoch sind die Krankheiten nicht mehr die gleichen wie früher. Noch zur Zeit unserer Großeltern hieß Krankheit meist akute Infektionsgefahr (z. B. Lungenentzündung). Die Pflege dieser Patienten forderte größten Einsatz, oft Tag und Nacht, bis zur sogenannten Krisis, die nach einer bestimmten Anzahl von Tagen zu erwarten war und die dann gewöhnlich die Wende brachte, sei es zur Genesung oder zum Tode hin. Die körperliche Beanspruchung war an diesen Tagen zwar sehr groß, aber die Anforderungen an die menschliche Begleitung traten weniger als heute in den Vordergrund.

Heute wird Krankheit von vielen Faktoren mitbestimmt (man spricht von multifaktoriellen Einflüssen: physisch, psychisch, sozial). Der Mensch wird älter als früher, und Abnutzungserscheinungen und typische Altersleiden mehren sich, wie etwa Herz- und Gefäßkrankheiten, viele Formen von Diabetes, Gelenkaffektionen und Krebs. Ein in diesem Umfang neues Gebiet bilden besonders die Spät- und Langzeitfolgen von Unfällen, von denen alle Altersklassen betroffen sind.

Die meisten dieser Erkrankungen nehmen einen langsameren, langwierigeren Verlauf, es gibt keine Krisis, die von der Spannung des Durchtragenmüssens befreit, es gibt oft weder Genesung noch Tod, sondern ein u. U. noch langes Leben mit mehr oder weniger Invalidität, Hilfsbedürftigkeit und Hinfälligkeit.

Die veränderten Krankheitsbilder ziehen auch ganz andere Folgen als früher nach sich. Häufig fällt es schwerer, die psychosozialen Probleme zu bewältigen, als mit den rein körperlichen Beschwerden fertig zu werden. Sowohl dieser Anpassungsprozeß als auch die zeitliche Dauer der Hilfestellung verlangen von der betroffenen Familie, besonders vom Helfer und Begleiter, ein sehr hohes Maß an Ausdauer und Kraft – einen «langen Atem».

Es ist für den Begleitenden nicht möglich, eine solche Dauerbelastung mit durchzutragen, wenn er nicht gleichzeitig *für sich selbst Sorge trägt.* Er braucht körperliche Regeneration ebenso wie geistige Erfrischung, also ganzheitliche Erneuerung in der Einheit von Leib-Seele-Geist. Dies geschieht im Wege spezieller Übungen (siehe E, Entspannung – Atmung), die es uns körperlich und seelisch möglich machen, den Ausgleich zu finden zwischen Anspannung und Loslassen der Spannung.

Wir können hier die Atmung (siehe S. 54f.) zum Vergleich heranziehen, in deren Prozeß die *Einatmung* der Anspannung, der Arbeitszeit entspricht, und *die Ausatmung* dem Loslassen, der Freizeit. Beide müssen, wenn sie in einem harmonischen Fließen bleiben wollen, im Gleichgewicht sein.

Wenn Belastungen sich vor uns auftürmen, können wir beobachten, daß wir unwillkürlich einatmen, vielleicht den Atem anhalten bis zum Staugefühl:

- wir atmen nicht mehr aus,
- wir verlieren den Anschluß an unsere Mitte,
- der Schwerpunkt verschiebt sich auf das Einatmen.

Dies führt dahin, daß

- wir nicht mehr loslassen können, die Arbeit hat uns im Griff, überfordert uns,
- wir unserer Spannkraft verlustig gehen,
- wir immer noch mehr arbeiten, ohne das Gefühl zu verlieren, daß wir unter Druck stehen und die Arbeit kein Ende nimmt.

Hier beginnt der verhängnisvolle Kreislauf von Überforderung, Überarbeitung, Verlust des inneren Gleichgewichts, Selbstverlust, Verlust jeder Belastungsfähigkeit.

Nur wenn wir der Ausatmung als Ergänzung der Einatmung Raum geben, gelingt es uns, in unserer Mitte zu ruhen und den Lasten des Lebens vertrauensvoll zu begegnen.

«Arbeit macht nie krank» sagt der Psychologe und Menschenkenner Viktor Frankl[16], «wohl aber die Art und Weise, wie wir sie tun». Die Aufgabe, ein erkranktes oder behindertes Familienmitglied zu begleiten, macht mich dann nicht krank, wenn es mir gelingt, den Ausgleich zu den Forderungen des Tages zu schaffen:

- mir freie Zeit zu nehmen – ausatmen, und sei es noch so kurz,
- mir selbst Raum zu geben – in die Tiefe atmen,
- meine freie Zeit positiv zu gestalten.

Wie läßt sich diese Gestaltung der Freizeit gegen ein Übermaß von Anforderungen durchsetzen?

Überprüfen Sie als erstes Ihren Lebensstil und Ihre Lebensgewohnheiten, vielleicht anhand einer Checkliste. Unterscheiden Sie zwischen Bedürfnissen, die für Sie unverzichtbar sind, und solchen, wo Sie zu Abstrichen bereit sind. Tun Sie das gleiche mit den Aufgaben, denen Sie sich gegenübersehen, und teilen Sie sie in solche, an denen nichts zu ändern ist, und in andere, die gegenüber Ihrem wohlverstandenen Eigeninteresse sekundär sind. Fragen Sie sich,

- was behindert meine Lebensenergie?
- Was fördert sie und regt sie an?

Wägen Sie ab, was für Sie stimmt und was nicht stimmt und ändern Sie dann auch wirklich, was geändert werden kann, darf oder muß, eingedenk eines Spruches von F. C. Oetinger:

«Gib mir, Gott, die Gelassenheit,
Dinge hinzunehmen, die ich nicht ändern kann.
Gib mir den Mut,
Dinge zu ändern, die ich ändern kann.
Gib mir die Weisheit,
das eine von dem anderen zu unterscheiden».

Am Tempel zu Delphi steht das bekannte Wort: «Mensch, erkenne dich selbst – folge deinem Gott». Der mittelalterliche Theologe Meister Eckhart sagte es so: «Mensch, sei du selbst, nur dann kann Gott dich finden und erfüllen». «Ich selbst sein» heißt auch: mein persönliches Leben als wichtig anzusehen und meine freie Zeit nicht als unnötige, «gestohlene» Zeit zu betrachten, sondern sie in

Anspruch zu nehmen als einen Teil der mir gegebenen Zeit, den ich so gestalte, daß er mich dem gottgewollten Sinn des menschlichen Lebens näher bringt. Auch Freude ist von Gott gewollt, auch sie ist ein Weg zu Ihm, auch sie sollen wir erleben.

> *«Seinem innersten Wesen nach ist der Mensch ein Geschöpf, das nicht nur arbeitet und denkt, sondern das auch singt, tanzt, betet, Geschichten erzählt und feiert. Wo aus einer Kultur die Festlichkeit verschwindet, ist etwas allgemein Menschliches in Gefahr.»*
> Harvey Cox

«Zeit ist Seele» sagt der Kulturphilosoph Jean Gebser[17]. Vergleichen Sie einmal dieses Wort mit den Redewendungen über die Zeit, die uns heute ständig auf der Zunge liegen: ich habe einfach keine Zeit! oder: ich weiß überhaupt nicht, wie ich die Zeit totschlagen soll.

Wenn Zeit Seele ist, dann ist sie Zeit *für* die Seele, Zeit für das Wesen und das Wesentliche – Zeit für die Begegnung mit Gott, «die Geburtsstunde der menschlichen Freiheit», aus der wir wieder Kraft schöpfen für das alltägliche Dasein und den Arbeitsprozeß – und damit auch die Zeit (Seele) für die uns anvertrauten Menschen. Denn in dieser freien Zeit, wenn sie bewußt geplant und erfahren wird, kann Rückkehr zu uns selbst geschehen, zur Quelle aus unserer Mitte, von der wir dann wieder ausgehen können zu den Menschen, die uns brauchen. Wenn ich mich liebe, indem ich mir selbst gebe, was ich brauche – Zeit zum Atemschöpfen – finde ich auch wieder Zugang zu dem Gebot: Liebe deinen Nächsten wie dich selbst.

Liebe – unsere persönliche Zuneigung wie die Zuwendung aus Nächstenliebe – ist Teil einer größeren Liebe, die in uns gelegt ist. Wenn wir dieser ursprünglichen Quelle verbunden sind, kann unsere Liebesfähigkeit nicht versiegen. Nur aus ihr können wir die Kraft schöpfen, deren wir bedürfen für die Begleitung Kranker oder Sterbender. Dieser Einsatz ist mehr als unsere gewohnte liebevolle Emotion. Um in der echten Liebe zu wachsen, bedarf es der Zeit, auch der freien Zeit, wo wir unsere Verpflichtungen mutig abgeben oder hintanstellen. Auch dieses Abgeben einer Aufgabe erfordert Mut, nicht nur das Übernehmen, und besonders viel Mut ist nötig, wenn wir sie abgeben, um uns uns selbst zuzuwenden. Vielen Menschen fällt es schwer, etwas für sich selbst in Anspruch zu nehmen und diesen Anspruch gegen Anforderungen von außen auch zu verteidigen. Vielleicht liegt der Grund darin, daß in der Erziehung eine zu eng verstandene Nächstenliebe herausgestellt wird und Selbstliebe häufig mit Egoismus verwechselt wird. Auch unreflektierte Mütterlichkeit (mann nennt es auch das Helfersyndrom) kann bewirken, daß nur die Hälfte des Gebotes integriert wurde: Liebe deinen Nächsten! Unter diesen Vorbedingungen werden leicht Schuldgefühle und ein schlechtes Gewissen ausgelöst, wenn man etwas für sich selbst tut. Anscheinend ist das ein elementares menschliches Urproblem, denn schon im Talmud kann man lesen:

«*Wenn ich nicht für mich bin – wer ist dann für mich?*
Wenn ich nur für mich bin – was bin ich dann?
Wenn nicht jetzt – wann sonst?»

Hier kann nur die ehrliche Neubesinnung und das Horchen auf die Lebensmotivation weiterhelfen. Je mehr wir einübend lernen, unserem ganz persönlichen Lebensauftrag nachzuspüren, desto fühlbarer wird sich dies auf unser tägliches Leben auswirken: auf die Art unseres Daseins und unseres Tuns.

Wir können damit beginnen, kleine Schritte zu machen:

- *minutenweise* die tägliche Routine unterbrechen (Kapitel M=Meditieren und beten, S. 129f.): aus dem Fenster schauen, tief atmen,
- *stundenweise* (1 bis 2x täglich) uns zurückziehen, spazierengehen, ausruhen oder ganz einfach tun, wozu wir Lust haben und was uns freut – auch gegen Widerstände und bei flexibler Anpassung an die jeweilige Situation,
- *tageweise* (z. B. wöchentlich einmal, monatlich 2-3 Tage, auch Ferien gehören dazu). Hier sind wir angewiesen – evtl. auch beim stundenweisen Zurücktreten – auf einen Helfer, der uns vorübergehend Arbeit und Verantwortung abnimmt.

Jeder, der länger in eine Pflege und Begleitung eingebunden ist, braucht dieses Abgeben-können, das Sich-abnehmen-lassen. Über die praktische Bewältigung ist in Kapitel Q = Querverbindungen (S. 177ff.) zu den verschiedenen Sozialeinrichtungen und Hilfsmöglichkeiten nachzulesen. Hier sollte vor allem auf Sinn und Notwendigkeit freier Zeit für jeden von uns das Gewicht gelegt werden. Denn: Geben kann ich nur, wenn ich auch zum Nehmen bereit bin; und das gilt auch für die Zeit.

«Dreifach ist der Rhythmus des Lebens
nehmen – geben – sich selbst vergessen.
Einatmend nehme ich die Welt in mich auf
Ausatmend gebe ich mich an die Welt
Leer geworden lebe ich aus mir selbst
Leergeworden erfahre ich die Fülle».
Anagarika Govinda

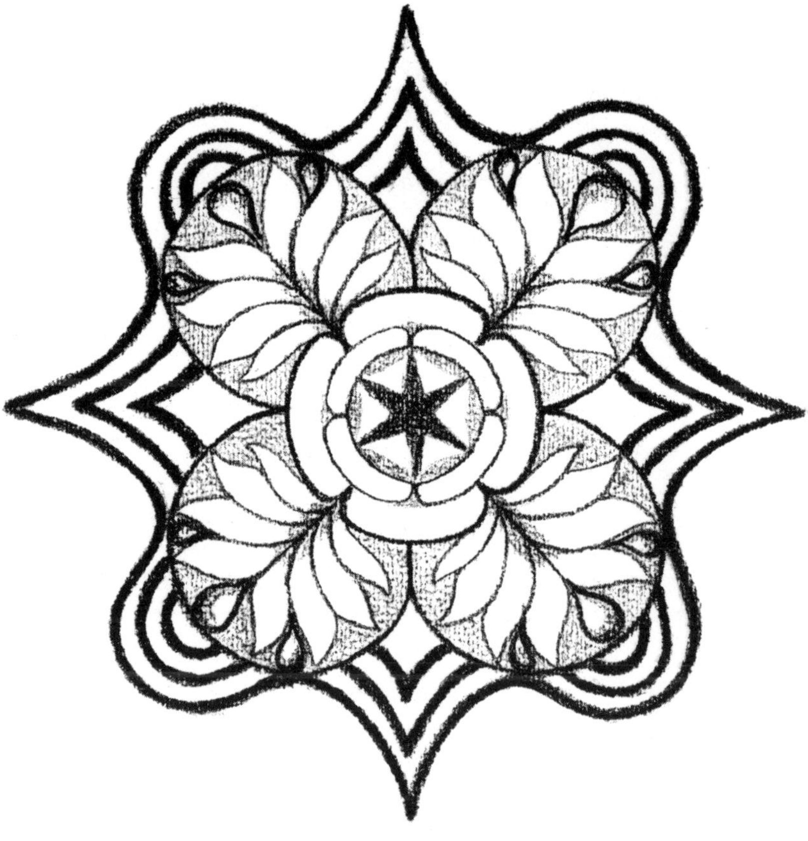

G

Gesundheit – Krankheit

Wußten sie schon
daß die nähe eines menschen gesund machen –
krank machen –
tot und lebendig machen kann –
wußten sie schon
daß die nähe eines menschen
gut machen –
böse machen –
traurig und froh machen kann –
wußten sie schon
daß das wegbleiben eines menschen
sterben lassen kann
und daß das kommen eines menschen
wieder leben läßt...?
Wilhelm Willms

Im Lehrbuch für Krankenpflege[18] habe ich versucht, die beiden Begriffe Gesundheit und Gesundsein auseinanderzuhalten. Ich führe sie hier ein, weil ich meine, daß gerade die Pflege daheim – die ja häufig eine Pflege ohne Erfolgsaussicht im medizinischen Sinne bedeutet – sich eher am Begriff des *Gesundseins* orientieren muß als am medizinischen Gesundheitsbegriff. Denn Gesundheit als Funktionstüchtigkeit kann in so vielen, den sogenannt chronisch verlaufenden Krankheiten, von vornherein gar nicht erreicht werden.

Die Probleme, die im Bestehen langwieriger Leiden zu bewältigen sind, haben häufig auch mehr psychisch-geistige und soziale Aspekte als solche rein körperlicher Art. Trotz allen Einsatzes bleibt Gesundheit ein unrealistischer Wunschtraum.

Der Unterschied zwischen Gesundheit und Gesundsein wird deutlicher, wenn wir an die Stelle des Wortes «gesund» einmal «heil» setzen. Hier gibt es nur das Hauptwort «Heilsein»; Heilheit als einen der Gesundheit entsprechenden Begriff gibt es nicht. *Heilsein* und Heilwerden – damit Gesundsein im weitesten Sinne – ist auch dort möglich, wo Gesundheit im medizinischen Begriff nicht mehr erreicht werden kann und die Krankheit bestehen bleibt. Kurz zusammengefaßt könnte man *Gesundheit und Gesundsein* so definieren:

Gesundheit ist Ganzheit und Funktionstüchtigkeit der Körperorgane und -funktionen sowie aller psychisch-geistigen Strukturen. Gesundheit meint aber auch die Fähigkeit, mit vorgegebenen Möglichkeiten und Grenzen umzugehen und eine individuell mögliche Ganzheit (Anpassung an die Realität) zu verwirklichen.

Gesundsein ist demnach ein Befinden, eine Befindlichkeit und eine Gestimmtheit, die unabhängig von äußeren Symptomen ist. Symptomlosigkeit ist mit dem Leben unvereinbar. Leben heißt am Wachstumsprozeß teilnehmen. Wachstum untersteht dem Gesetz des Stirb und Werde und folglich auch der Unumgänglichkeit, Verletzung zu erfahren. Verletzungen aber bergen in sich, wenn sie ernst genommen werden, auch die Chance der Veränderung und des Wachstums an Reife.

Schauen wir uns die entsprechenden Definitionen von Krankheit und Kranksein an:

Krankheit ist in erster Linie Störung der Ganzheit, der Strukturen, der Integrität und der Anpassungsfähigkeit des Menschen, und zwar

- auf der Organebene (Körper/Leib),
- in der innern Natur (Seele/Geist),
- im Zusammenhang mit den äußeren Umgebungsstrukturen (Umwelt/Mitwelt).

Schädigende Einflüsse (Risikofaktoren) sind teils unausweichliche Begleiter des Lebens, teils verhütbare, selbstverursachte Folgezustände, die gleicherweise zu Störungen führen. Keine einzelne Störung bleibt isoliert, wenn nicht rasch eine Regulation bzw. eine Anpassung geschieht. Denn jede Ebene beeinflußt die andere, weshalb Krankheit nicht nur mit der Homöostase (inneres Gleichgewicht), sondern auch mit der Homöodynamik (gegenseitige Beeinflussung) etwas zu tun hat. *Homöostase* (homoios=gleich, stasis=Stand, Position) meint die Fähigkeit des Körpers, trotz aller äußeren Veränderungen das Gleichgewicht seiner Funktionen aufrechtzuerhalten – *Homöodynamik* meint eine dynamische physiologische Stabilität (werden – vergehen – werden).

Kranksein ist wie Gesundsein in erster Linie Ausdruck der Befindlichkeit. Objektiv Meßbares und subjektiv Erfahrbares müssen keineswegs identisch sein. Der Mensch fühlt sich dann krank, wenn ihm etwas fehlt. Dieses Mangelgefühl hängt sehr stark mit der innern Natur des Menschen zusammen. «Alles, was einen Mangel hat, ist Abfall vom Sein», sagt schon Meister Ekkehart. Diesem inneren Defizit wird heute ein wesentlicher Teil des Krankseins des modernen Menschen angelastet. Staehelin nennt es «Verlust des Urvertrauens», v. Dürckheim «Verstellung des Wesens», Frankl «Verdrängung des Geistes» und Maslow «Versehrtheit des innern Kerns».

Beide Begriffe, sowohl *Gesundheit* wie *Krankheit,* sind keine unveränderlich feststehenden Größen. Sie sind, wie alles, was dem stets wechselnden Fluß des Lebens unterworfen ist, wandelbar. Sie werden immer wieder neu und anders geprägt davon, wie der Mensch sich selbst sieht und wie er von der Umwelt (Gesellschaft,

Wissenschaft) gesehen wird. Die Ansprüche des primitiven, naturabhängigen Menschen sind nicht sehr groß. Ihm genügt es zu überleben, in der Sippe seinen Platz zu haben und Dämonen nicht gegen sich zu wissen. Der Mensch aber, der sich aufgemacht hat sich und seine Möglichkeiten in der Welt zu erkennen, steht immer neuen Dimensionen des Menschseins gegenüber. Keine Zeit hat so vieles vom Menschen gewußt wie die heutige, aber auch keine Zeit wußte so sehr um die Grenzen menschlichen Forschens und um die Notwendigkeit der Zusammenschau des ungeheuren Wissens in historischer, biologischer, psychologischer, soziologischer und anderer Forschung. Wenn sich Wertmodelle nur einseitig entwickeln, entstehen unweigerlich einseitige Forderungen und Erwartungen. Investiert man die Möglichkeiten der Entwicklung nur auf einer Dimension, geht das Gleichgewicht verloren. Eine Gesellschaft mit nur materiell orientierter Werthaltung erwartet eine Gesundheit, die ihr Abwesenheit von Störungen garantiert (WHO=Weltgesundheitsorganisation in der Definition «Gesundheit» aus dem Jahre 1946). Wer aber könnte diese Forderung erfüllen? Oder wer wäre dann wirklich gesund? Eine Menschheit die hingegen die gemeinsamen Fundamente ernst nimmt und die die Erkenntnisse über die Leib-Seele-Geist-Einheit *über* die Idee des Wohlstandes und Wohllebens stellt, orientiert sich für die Definition der Gesundheit an den Maßstäben der Persönlichkeit und an der Frage nach dem Sinn menschlichen Seins. *Gesundheit hat dann nicht in erster Linie etwas mit Abwesenheit von Störungen zu tun, wohl aber mit den Ressourcen, d. h. den innern Stärken des Menschen,* kurz, mit der *Kraft, die es ermöglicht, Behinderungen und Einschränkungen zu übersteigen* und die reale Lebensqualität (relative Gesundheit) zu akzeptieren und damit umzugehen.

Mit diesen Ausführungen möchte ich den *Zusammenhang von Gesundheit – Krankheit – Lebensqualität* aufzeigen und bewußt machen.

Das Auftreten von Krankheit oder Invalidität ist entweder ein langsamer *oder* (bei Unfällen) oft mehr noch ein plötzlicher Bruch in der vertrauten Lebensweise, also auch ein Verlust der bis dahin gültigen und als mehr oder weniger erstrebenswert erkannten Lebensqualität. Das gilt nicht nur für den Betroffenen selbst, sondern auch für seine Angehörigen bzw. für die begleitenden und betreuenden Menschen.

Jeder Verlust von gewohnter Lebensqualität, genau wie jeder Einbruch in gewohnte Denk- und Handlungsweisen, kann zu einer tiefgreifenden Verunsicherung von Leben und Lebenssinn führen und verlangt eine ganz neue Einstellung, Umorientierung und Wertverschiebung. Es ist nicht einfach, in und trotz Einschränkung eine neue Lebensqualität zu finden. Häufig ist diese Umpolung der Werte nur über einen schmerzhaft zu leistenden Trauerprozeß (siehe S. 123f.) möglich.

Was geschieht in einer solchen bedrängten Lebenslage im einzelnen: Durch die Krankheit und die durch sie hervorgerufenen Probleme entsteht ein inneres Vakuum, eine Leere, vielleicht anfänglich verdrängt, überdeckt und nicht gehört, in die schließlich existentiell und unausweichlich die Frage nach dem Sinn einbricht (siehe J=Ja – Nein, die Frage nach dem Sinn, S. 101ff.).

In der neuen Sinn-Orientierung, die eines Tages nicht mehr ausgeklammert bleiben kann, in der Ausrichtung darauf, ob und welche Wachstumsmöglichkeiten der betroffene Mensch sich jetzt erschließen kann, bekommt das Wort von der «Krankheit als Chance» oder «Krankheit als Weg»[19] eine neue Bedeutung.

Denn wenn es dem Menschen gelingt, den Unterschied zu begreifen, der das *Gesundsein* als Heilsein von der *Gesundheit* als Funktionstüchtigkeit abhebt, dann verändert sich seine Einstellung im Umgang mit seiner Krankheit. Er fixiert sich nicht mehr nur auf das, was ihm fehlt (die Funktionstüchtigkeit in allen Belangen), sondern er kann seinen Blick ausweiten auf das, was er als noch gesund an sich erfährt und was er vielleicht sogar nur durch die ihm auferlegte Lebenskrise neu zu entdecken vermag. Dann betrachtet er nicht länger die Symptome (Funktionseinbuße und Schmerz) nur als seinen großen Feind, dessen Ablehnung und Bekämpfung sein einziges Ziel ist, sondern er beginnt, in dem, was ihm auferlegt ist, *auch* einen Gefährten zu sehen, der ihm helfen kann, die dahinter liegenden, ihm zugehörigen Werte zu finden. Nur so vermag er das eigentliche Kranksein zu überwinden.

Dieser Weg ist lang und schwer, und kaum einer wird in der Lage sein, ihn allein zu gehen. Hier setzt die eigentliche Aufgabe des Begleitens ein. Dieses Begleiten setzt einen Menschen voraus, der den Mut und die Kraft hat, beim Kranken auszuharren, ihm das Gefühl zu geben, daß er, auch wenn man ihm das Leiden nicht abnehmen kann, nicht verlassen ist (siehe unter B=Begleiten, S. 21ff.).

In dieser Begleitung genügt es nicht, dem ethischen Gebot der Nächstenliebe zu folgen. Das ver-antwortliche Dasein an der Seite eines Leidenden muß gelernt und eingeübt werden. Trost und Ratschläge sind oft ebenso nutzlos, wie ein Übermaß an Fürsorge schaden kann. Ein chinesisches Sprichwort zeigt drastisch die Schwierigkeit, zwischen zu wenig und zu viel Hilfe die Balance zu halten: «Wer dem anderen in der Not nicht hilft, ist ein Dieb. Wer ihm hilft, ist ein Mörder». Begleiten, ohne Dieb oder Mörder zu werden, ist eine Kunst, die nicht auf der Schule gelernt werden kann. Diese Kunst erwächst als eine Begabung aus dem Anruf zur persönlichen Reifung. Denn entscheiden, planen und sorgen für andere (in der Fachsprache heißt dies Pflegeplanung) kann nur derjenige, der gelernt hat, von innen heraus zu sehen, zu hören und schließlich zu handeln oder nach wohlerwogenem Ermessen das Handeln zu unterlassen. Und wie schwer kann das Nicht-Handeln für den Helfer sein!

Doch in dem Maße, als er für sich selbst die Werte gesund und krank mit neuem Inhalt zu füllen vermag, wird es ihm auch gelingen, immer neu abzuwägen, wie die Zusammenhänge besser zu verstehen sind und wie er bewußter und aufrichtiger darauf antworten und damit leben kann – für sich selbst, aber auch für und mit dem von Kranksein oder Behinderung betroffenen Mitmenschen.

Zur Einübung und dem Umgehen mit dem eigenen Gesundheitsbewußtsein finden Sie hier noch einige Anregungen

F. Teegen[20] hatte die Idee, Wohlbefinden, Gesundheitsbewußtsein und Gesundheitsverhalten zusammenzufassen in Anregungen für Menschen, die sich bisher eher wenig um ihre Gesundheit gekümmert haben. Unter dem Gesichtspunkt, daß Gesundheit etwas anderes ist als «die Abwesenheit von Krankheit», ist hier eine Auswahl von Aspekten angeführt, die Sie anregen sollen, über Ihr Verhalten und Ihre Lebensführung nachzudenken. Prüfen Sie, was Ihnen bedeutungsvoll erscheint, und versuchen Sie, aus Ihren Erkenntnissen Konsequenzen für Ihr eigenes Gesundheitsverhalten abzuleiten.

Die Fragen der folgenden Checklisten können entweder mit «gering – mittel – angemessen» beantwortet werden, oder Sie kreuzen bei einer positiven Antwort das Feld an und fragen sich am Schluß, ob Sie

- die leer gebliebenen Felder leer lassen wollen, weil Sie Ihnen unwichtig erscheinen,
- diese leeren Felder als Anregung zur Veränderung nehmen, d. h. konkrete Schritte dafür unternehmen wollen,
- überhaupt keine leeren Felder haben – dann gratulieren Sie sich selbst!

1. Wahrnehmen und Ausdrücken von Gefühlen

- □ Wenn ich mit etwas nicht einverstanden bin, kann ich das ausdrücken.
- □ Meist ist mir bewußt, was ich gerade fühle und empfinde.
- □ Ich fühle mich frei, anderen meine Gefühle mitzuteilen.
- □ Für mich ist es in Ordnung, sowohl heiter und fröhlich als auch ängstlich, traurig und ärgerlich zu sein.
- □ Ich kann anderen verständlich machen, was ich empfinde.
- □ Es beunruhigt mich nicht, wenn ich manchmal auch heftige Gefühle habe.
- □ Ich freue mich über Zuwendung, Anerkennung und Lob von anderen.
- □ Wenn ich traurig bin, gestatte ich es mir, zu weinen.
- □ Ich nehme es wahr, wenn andere bedrückt sind.
- □ Meine Ansichten und Interessen kann ich auch Menschen gegenüber vertreten, die sehr sicher auftreten.
- □ Ich kann Sexualität und/oder Intimität genießen.
- □ Wenn ich Hilfe brauche, suche ich sie bei Freunden oder Fachleuten.
- □ Für mich haben Gefühle eine Bedeutung – auch wenn sie mich manchmal daran hindern, die Dinge «nüchtern» zu betrachten. Wenn ich ärgerlich oder zornig bin, fresse ich das nicht in mich hinein, sondern drücke meine Gefühle aus.
- □ Ich weiche Auseinandersetzungen nicht «um des lieben Friedens willen» aus.

2. Körperliche Aktivität

- ☐ Ich steige häufig Treppen, statt den Fahrstuhl zu benutzen.
- ☐ Meine täglichen Aktivitäten schließen mittlere Anstrengungen ein (zum Beispiel Betreuung kleiner Kinder, Arbeiten im Haushalt, Gartenpflege, Fußwege während der Arbeit ...).
- ☐ Meine täglichen Aktivitäten schließen schwere körperliche Arbeit ein (zum Beispiel Transport/Tragen schwerer Objekte, landwirtschaftliche Arbeit ...).
- ☐ Ich gehe täglich mindestens zwei Kilometer zu Fuß.
- ☐ Mindestens einmal pro Woche laufe ich einen Kilometer (oder entsprechende Aktivität an der frischen Luft).
- ☐ Mindestens einmal pro Woche mache ich fünfzehn bis zwanzig Minuten lang Yoga (oder andere Dehn-, Streck- oder Entspannungsübungen).
- ☐ Ich mache fast täglich Gymnastik.
- ☐ Ich dusche regelmäßig (erst heiß, dann kalt).
- ☐ Ich gehe ein- oder zweimal im Monat in die Sauna.
- ☐ Ich besuche regelmäßig ein Schwimmbad.

3. Einstellung zum Leben, Lebenszufriedenheit

- □ Mein persönliches Dasein erscheint mir sinnvoll.
- □ Mein tägliches Leben ist oft voll Freude und Befriedigung.
- □ Ich freue mich darauf (mindestens) 75 Jahre alt zu werden.
- □ Wenn ich an den Tod denke, dann fühle ich mich vorbereitet und ohne Angst.
- □ Wenn ich heute sterben würde, dann hätte ich das Gefühl, daß mein Leben einen Wert hatte.
- □ Auch die schweren Zeiten in meinem Leben haben für mich Bedeutung und ihren Sinn.
- □ Die Art, wie ich Menschen, die Welt und meine Existenz sehe, gibt mir Kraft.
- □ Ich habe Vertrauen in die Zukunft.
- □ Auch wenn manche Situationen schwierig sind, macht es mir Freude zu leben.
- □ Veränderungen in meinem Leben kann ich annehmen.
- □ Auftauchende Ängste schaue ich an, ohne sie zu verdrängen.
- □ Ich kann das Gesetz der Polarität: hell–dunkel, weiss–schwarz, Freude–Schmerz, Geben–Nehmen, akzeptieren und damit umgehen.

4. Ernährung

- ☐ Ich nehme täglich genügend Mineralien, Vitamine, Rohstoffe (durch Früchte, Gemüse ..) auf.
- ☐ Mein Alkoholkonsum ist niedrig (nicht mehr als ein halber Liter Bier oder ein viertel Liter Wein pro Tag).
- ☐ Ich esse selten raffinierte Nahrung, Zucker.
- ☐ Ich bevorzuge Nahrung ohne chemische Zusätze und achte beim Einkaufen auf die Kennzeichnung von Zusätzen.
- ☐ Ich trinke weniger als drei Tassen Kaffee, Tee (mit Ausnahme von Kräuertee) pro Tag.
- ☐ Mein Appetit ist gut (weder zu gering noch zu groß).
- ☐ Mein Körpergewicht ist normal (bis zu fünfzehn Prozent über/unter meinem Idealgewicht).
- ☐ Ich nehme mir Zeit und Ruhe für meine Mahlzeiten.

5. Umweltbewußtsein

- ☐ Ich versuche, die Verschwendung von Energien sowohl zu Hause als auch im beruflichen Bereich zu vermeiden.
- ☐ Ich benutze nichtgiftige Reinigungsmittel.
- ☐ Ich benutze auch öffentliche Verkehrsmittel.
- ☐ Ich sorge für die Weiterverwendung von Flaschen, Papier, Kleidung, organischem Abfall.

- ☐ . . . .

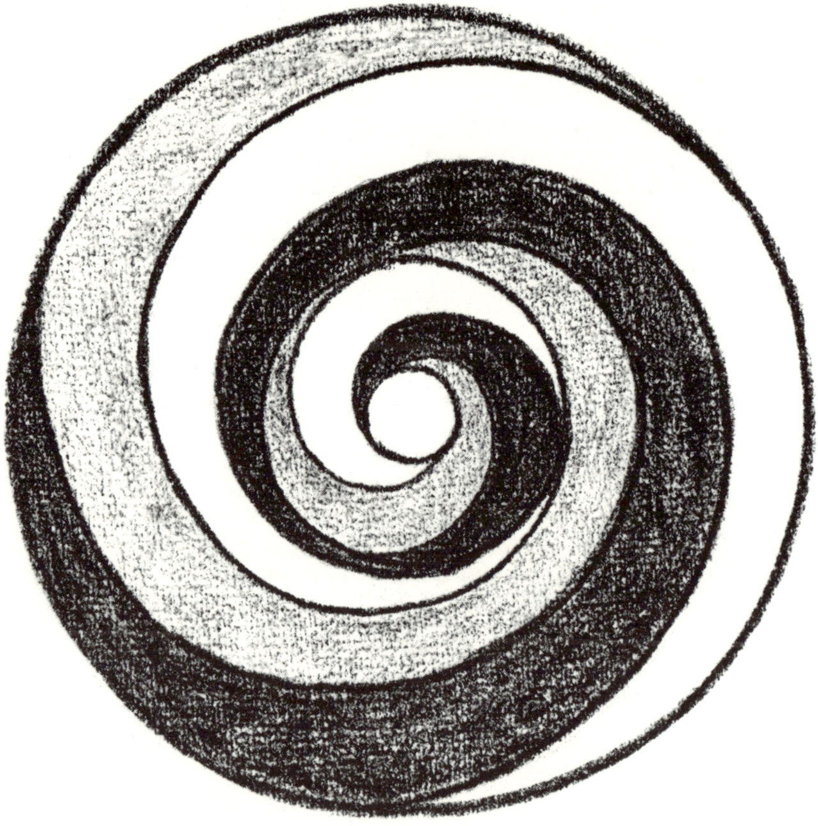

H

Hauskrankenpflege

Um den Weg zu gehen,
brauchst du zwei Beine.
Das eine ist das Bein
der Veranlagung und Fähigkeiten,
das andere
ist das Bein der Ausdauer.
Eins ohne das andere
ist nutzlos.
Derwisch R. Feild

Die Pflege daheim – im eigenen Haushalt – unterscheidet sich in vielem von der Pflege in einem Krankenhaus oder einer anderen öffentlichen Pflegeinstitution. Trotzdem bleiben die Grundelemente die gleichen. Florence Nightingale (England 1877), eine Wegbereiterin in der Entwicklung der Krankenpflege als Beruf, sagte über die Pflege: die Krankenschwester hat (wie eine Mutter) dafür zu sorgen, daß dem Kranken die bestmöglichen Bedingungen geschaffen werden, damit die Natur zu wirken vermag, bzw. auf ihn (den Kranken) einwirken kann.

Die Bezeichnung «Schwester» stammt aus der Familiensprache, aus der die eigentliche Grunderfahrung von Pflege abgeleitet werden kann. Denn Pflegen und Gepflegt-werden ist Teil der Familienerfahrung und ist, kulturanthropologisch betrachtet, eine *Familienaufgabe.*

Im Wort Schwester klingt noch eine weitere Erfahrung mit: als «Schwestern» wurden früher alle Frauen in der Großfamilie angesprochen. Das hat sich übertragen bis in unsere Tage; Frauen in Vereinigungen, die sich durch gemeinsame Ziele verbunden fühlen, sei es in Orden oder weltlichen und religiösen Gruppen, sehen sich untereinander ebenfalls als Schwestern.

Schwestern (und Mütter) in den großen Sippschaften, die es bis ins letzte Jahrhundert gegeben hat, hatten vor allem die Aufgabe, auf die in diesen großen Gruppen anfallenden Bedürfnisse, welcher Art auch immer, zu antworten. Auch die Pflege hat auf Bedürfnisse zu antworten, und zwar auf solche, die zeitlich nicht beliebig einzugrenzen sind. Pflege heißt: dasein rund um die Uhr, wie es die Tätigkeit einer Mutter auch ist.

Pflege als Beruf ist heute arbeitstechnisch organisiert, ist hochspezifisch und gleichzeitig sehr differenziert geworden (in Anpassung an ein komplexes medizinisches System in den modernen Krankenhäusern, die mit einigem Unbehagen auch als «Gesundheitsfabriken» charakterisiert werden).

Pflege ist aber nach wie vor auch eine sehr *menschen- und haushaltsnahe Tätigkeit,* die von jeder Frau (auch von entsprechend motivierten Männern) ausgeführt werden kann. Die Hauskrankenpflege ist die Urform der Pflege überhaupt, sie war im Heim des Kranken immer zuhause und wird es immer sein. Bei fortschreitender Geldknappheit im Gesundheitswesen wird sie womöglich auch wieder mehr dorthin zurückkehren. Allgemein wird der verstärkte

Ausbau der gemeindenahen Krankenpflege (z. B. in Diakonie bzw. Sozial-Stationen) – und damit der Hauspflege – gefordert und auch gefördert.

Die heute bestehenden Einrichtungen, die auch als spitalexterner Krankenpflegedienst bezeichnet werden, haben in erster Linie die Aufgabe, *die Pflege kranker Menschen im eigenen Heim zu unterstützen,* zu begleiten, oder diese durch ihren Einsatz überhaupt erst zu ermöglichen. Die wichtigsten Glieder in dieser Kette aber sind die *Angehörigen* des Pflegebedürftigen selbst.

Man spricht in diesem Zusammenhang von Selbst- oder Laienpflege. Damit diese Pflege wirkungsvoll und mit größtmöglicher Sicherheit geleistet werden kann, werden in allen größeren Städten Kurse angeboten, z. B. für die

- Krankenpflege zuhause
- Gesundheitspflege und Hilfe im Alter,
- Pflege von Mutter und Kind usw.

Heute kommen auch wieder die früher so selbstverständlichen Dienste zum Tragen:

- Angebote freiwilliger Helfer,
- Nachbarschaftshilfe.

Dieser letzte Punkt setzt gegenseitige Bereitschaft zum Vertrauen und den Mut voraus, den Schritt zu mehr Nähe zu wagen: Hilfe anzubieten oder darum zu bitten.

Krankenpflege zuhause umfaßt also zwei Gruppen von Menschen:

- *die Gesunden,* die bereit sind, den Dienst am erkrankten Familienmitglied zu übernehmen, oder die als Teil einer Dorf- oder Quartiergemeinschaft sich solidarisch in die Kette der Mittragenden einordnen;
- *die Kranken* (Behinderten, Leidenden), die im eigenen Lebensraum die notwendige Sorge und Hilfeleistung erhalten können.

Wer einen Kranken zuhause versorgt – oder selbst daheim krank ist – sollte sich *informieren* über die vielfältigen Möglichkeiten von Hilfeleistungen, die, zum Teil sogar unentgeltlich, in Anspruch genommen werden können, um einen Spitalaufenthalt abzukürzen oder zu vermeiden. Wo es einen *Krankenpflegeverein* gibt, ist ein Beitritt auf jeden Fall anzuraten – wenn nicht zum eigenen Bedarf, der sich im Moment vielleicht nicht abzeichnet, dann aus Gründen der sozialen Unterstützung dieser Einrichtung. Bei in-Anspruch-genommenen Dienstleistungen muß abgeklärt werden, ob die Abrechnung über die Krankenversicherung zulässig ist – das ist nicht selbstverständlich. Unter Umständen sind dann andere Schritte notwendig, um wirtschaftliche Entlastung zu bekommen[21].

Die bei kommunalen oder kirchlichen Sozialstationen oder Krankenpflegezentren angestellten Schwestern und Pfleger sind nicht nur für die eigentliche Pflege zuständig, sondern auch für die *Beratung* und *Begleitung* jeder Pflege, die von Angehörigen oder freiwilligen Helfern im Haushalt geleistet wird. Sie haben die nötigen Informationen, wie den allfällig auftretenden Problemen in medizinischen, wirtschaftlichen und sozialen Fragen begegnet werden kann. Wo daheim gepflegt wird, sollte immer Kontakt mit einer solchen Stelle aufgenommen werden. Sie kann uns die Querverbindungen (siehe Q) zu den möglichen Entlastungs- und Hilfseinrichtungen vermitteln.

Denkstütze für die Organisation der Pflege im Haushalt können wiederum Checklisten sein, von denen beispielhaft hier angeführt wird:

Checkliste zur Unterstützung der Pflege zuhause

- ☐ Wieviel Zeit kann/muß ich innerhalb des Tages/der Woche für die Pflege aufbringen?
- ☐ Wieviel Zeit bleibt für den Haushalt, die Familie?
- ☐ Brauche ich Hilfe?
  wann – wie oft – wieviel – von wem?
- ☐ Wo kann ich Hilfe bekommen?
- ☐ Kenne ich die Telephonnummern von
  - Krankenschwester/Sozialstation?
  - Arzt?
  - Nachbarn und freiwilligen Helfern die zum Einspringen bereit sind?
  - Seelsorger?
- ☐ Wie ist meine freie Zeit (auch Ferien) geregelt und Ablösung geplant?
- ☐ Bin ich der Pflege gewachsen? In welchen Teilbereichen wäre es sinnvoll, Hilfe zu suchen?
  - Durch Besuch eines Kurses – wo wird ein solcher angeboten?
  - Durch engen Kontakt mit dem Arzt?
  - Durch Beratung oder Begleitung durch eine Krankenschwester?
  - Durch öffentliche Hilfsinstitutionen?
- ☐ Sind die finanziellen Fragen (Beihilfen usw.) geklärt?
  - Krankenkasse?
  - Sozialhilfe?
- ☐ Kenne ich die Selbsthilfegruppen der Umgebung?
  - Pro Senectute (Altersfragen)
  - Rheumaliga
  - Krebsberatung und -nachsorge
  - Diabetesberatung
  - Stomaberatungsstelle (bei Problemen eines künstlichen Darmausganges)
  - AA = Anonyme Alkoholiker
    usw.

- □ Habe ich das bestmögliche arbeitserleichternde Krankenmobiliar, Pflegemittel und Pflegehilfsmittel zur Verfügung? Wenn nicht:
  - wer ist dafür zuständig?
  - an wen wende ich mich zur Beratung und Vermittlung?
- □ Habe ich genügend Vorrat an Wäsche, Einwegmaterial usw.
- □ Sind die Ernährungsgewohnheiten der Familie zweckmäßig?
  - für die eigene Gesundheit
  - für den Kranken
  - ist eine Diät erforderlich – wenn ja:
  - wer berät mich
- □ womit mache ich mir bei all den Mühen selbst eine Freude?
  - täglich eine kleine
  - wöchentlich eine größere
- □ was ist mir sonst wichtig, das hier nicht angeführt ist?

Diese letzte Frage muß in der Hauskrankenpflege – wie im Leben überhaupt – immer wieder neu gestellt werden. Routine und Gewohnheit sind zwar eine große Erleichterung in der Pflege (siehe für Einzelfragen des Pflegens unter P, S. 161 ff.). Vieles erledigt sich wie von selbst in den eingefahrenen Gleisen. Gleichzeitig liegt hier aber auch eine Gefahr, da – oft unmerklich – in der Macht der Gewohnheit die schöpferische Kraft und damit die Chance zu neuen Fragestellungen und neuen Antworten erlahmen; kreative Einfälle versiegen allmählich.

Kreativität beschränkt sich nicht auf Kunst und Dichtung, auch nicht auf musisches Tätigsein allein. Es sind vielmehr Tag für Tag die kleinen Dinge, an denen sich ein schöpferischer Geist erweisen kann und aus dem, wenn er wachsam auf die Situation eingeht, im Kleinen doch Großes bewirkt wird. Auch die speziellen Pflegeanweisungen (siehe P) und Checklisten sind nie wörtlich zu verstehen, sondern nur als Aufhänger für die persönliche Auseinandersetzung mit dem Problem, das sich jetzt stellt. Pflege ist zwar ein erlernbares und einzuübendes Handwerk (Ausführen von Verrichtungen), sie ist aber auch eine Kunst (schöpferisches Nachdenken, kreatives Tun). Jeder, der pflegt, muß Handwerker sein, aber er muß dabei nicht stehenbleiben, er kann die Pflege tun wie ein Künstler. Dann ist Krankenpflege beispielsweise, wenn der Betreuer das Essenstablett seines Patienten mit Blumen schmückt, obwohl er dazu eigentlich keine Zeit hat und der Patient so mißgestimmt ist, daß der Gedanke an Blumen nicht von selbst erscheint.

Oder: Krankenpflege ist, wenn der Pflegende erfährt, daß die eigenen Hände, die liebevoll dem Kranken auf die schmerzende Stelle, die Stirn oder die Schulter gelegt werden, das beste Schmerzmittel sein kann.

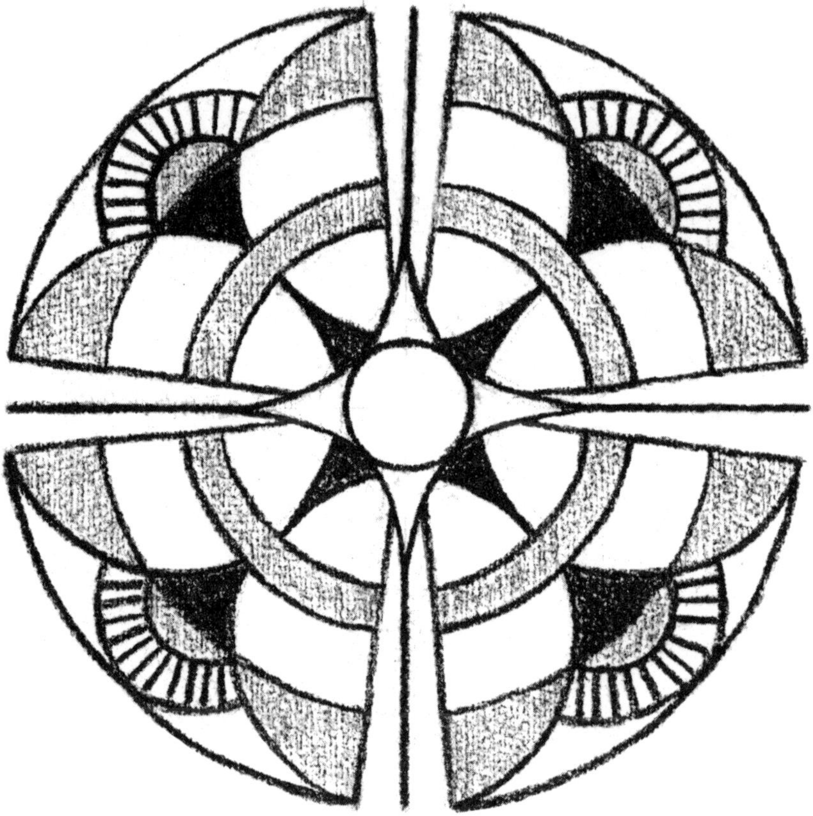

I

Information – Erkennen und Beobachten

Die 10'000 Dinge

Was auch immer Du siehst –
schau es Dir an, aber bleib nicht dabei stehen.
Es ist nur eines der 10'000 Dinge.
Was auch immer Du fühlst –
fühle es, aber bleib nicht dabei stehen.
Es ist nur eines der 10'000 Dinge.
Was auch immer Du denkst –
denke es, aber bleib nicht dabei stehen.
Es ist nur eines der 10'000 Dinge.
Upanishads

Information und Informationsnetz

Das Bedürfnis jedes Menschen nach Information ist groß. Je mehr sein Gesichtsfeld sich weitet, desto mehr Informationen braucht er auch, um «auf der Höhe der Zeit» zu bleiben. Das Informationsbedürfnis steigt noch weiter an, wenn eine unerwartete Lebenslage eintritt, für deren Bewältigung bisher keine eigenen Erfahrungen gemacht worden sind. Ein solcher Fall ist beispielsweise dann gegeben, wenn wir plötzlich mit der Krankheit und der Pflege eines Familienmitgliedes konfrontiert werden.

Das Informationsnetz, in dem der betroffene Mensch (der Erkrankte wie der Begleitende) sich bis dahin bewegt hat, deckt die Bedürfnisse einer solchen Situation nicht ab: es muß zielgerichtet erweitert werden auf den gesamten unbekannten Bereich hin und wird dadurch vielschichtiger und komplexer:

- *Der Pflegende* braucht Informationen: vom Patienten, vom Arzt, von der Krankenschwester, von anderen Helfern, von Angehörigen usw., damit er sich zweckentsprechend und hilfreich verhalten kann.
- *Der Kranke* braucht Informationen: vom Arzt (über Diagnose, Therapie, Prognose und Prophylaxe), vom Pflegenden (über richtiges Verhalten während des Krankheitsverlaufs), von den Angehörigen (über die Dinge des Lebens, von denen er sich nicht abgeschnitten fühlen will) und von allen zusammen über die Aussichten seiner voraussichtlichen Wiederherstellung (Rehabilitation).
- *Der Arzt* braucht Informationen über die Situation des Kranken: vor der Erkrankung (Anamnese), über den aktuellen Zustand (Befinden, Stimmung, Gestimmtheit, also die physischen und seelisch-geistigen Aspekte) und die Symptome (Veränderungen, die auf die Art der Erkrankung hindeuten und solche, die auf Ressourcen=Selbsthilfekräfte schließen lassen).
- *Die Familie* braucht Informationen, um die Situation des Kranken besser zu verstehen und Verhalten im Krankenzimmer wie Änderungen im häuslichen Leben zu bewältigen.
- *Der Arbeitgeber* braucht Informationen (von den Angehörigen) über mutmaßliche Dauer der Erkrankung, um seinerseits erfor-

derliche Schritte zu tun; bei Kindern muß der *Lehrer* über Abwesenheitsdauer und Art der Erkrankung, auch die eventuelle Ansteckungsgefahr für Mitschüler informiert werden.

- *Versicherungsträger und Krankenkassen* müssen eingeschaltet werden.
- *Der Seelsorger,* je nach Schwere der Erkrankung ebenfalls, sowie dann auch
- *Freunde, Verwandte.*
- *Dem Terminkalender* entnimmt man die Informationen, welche Termine abgesagt oder verschoben werden müssen.

Dies ist der äußere Rahmen des Informationsgefüges, der sich auf die Glieder der Informationskette bezieht.

Die Notwendigkeit des Informationsflusses ist mit diesem Bereich aber noch nicht abgedeckt. Er muß in wechselnden Richtungen ständig erhalten bleiben, damit die Interaktion der verschiedenen Informationsglieder sich immer wieder aufeinander ausrichten und situationsgerecht reagieren kann.

An erster Stelle steht hier der Handlungsbereich zwischen dem Kranken und dem Pflegenden oder Begleiter: er beginnt mit der Beobachtung, die wesentliche Voraussetzung ist für das richtige Abschätzen der Wichtigkeit dessen, was rasch (Telephon) oder später (bei der Visite) dem Arzt gemeldet werden muß. Insbesondere dort wo die *verbale Kommunikation,* d.h. die Sprache, ausfällt oder durch die Krankheit behindert ist, steht und fällt das Informiert-sein und das Informieren (an den Arzt zum Beispiel) mit der Fähigkeit des Wahrnehmens, des Beobachtens und des Zuhören-könnens.

Beobachten, Wahrnehmen, Erkennen

Das Beobachten umfaßt eine intensive Tätigkeit (verstehen, erkennen, denken, sprechen), an der alle geistigen Initiativen beteiligt sind (Gemüt, Gefühl, Erleben, Wille, Verstand). Dazu kommt, daß die Beobachtungsfähigkeit an intakte Sinne (Sehen, Hören, Tasten, Riechen, Schmecken) gebunden ist.

Am Beobachten sind demnach alle Dimensionen des Menschen beteiligt:

- die Körper-Leib-Ebene = beobachten als Sehen, Schauen, Hören, Tasten, Riechen;
- die Seele-Geist-Ebene = betrachten, wahrnehmen, erkennen, innewerden;
- die soziale Ebene = zugehen, hingehen, an- und aussprechen.

Beobachten ist also eine Aufgabe, die, nicht nur im medizinischen Bereich, den *ganzen* Menschen in Anspruch nimmt. Martin Buber[22] unterscheidet hier zwischen dem Beobachten und dem Betrachten, die sich gegenseitig ergänzen und erst gemeinsam jenes Innewerden ergeben, das bei Pflege und Überwachung besonders von Schwerkranken oder Sterbenden, zum Tragen kommen sollte:

> *«Der Beobachter ist ganz darauf gespannt, den Beobachteten sich einzuprägen, ihn zu ‹notieren›. Er sucht ihn ab, zeichnet ihn auf. Und zwar ist er beflissen, so viele ‹Züge› als möglich aufzuzeichnen. Er lauert den Zügen auf, daß ihm keiner entgeht ...*
> *Der Betrachter ist nicht gespannt. Er nimmt die Haltung ein, die ihm den Gegenstand frei zu sehen gibt, und erwartet unbefangen, was sich ihm darbieten wird. Nur zu Anfang darf bei ihm Absicht walten, alles andere ist unwillkürlich ...*
> *Dem Betrachter und dem Beobachter ist das gemeinsam, daß sie eine Einstellung haben, eben den Wunsch, den vor unsern Augen lebenden Menschen wahrzunehmen.»*

Wahrnehmen – für-wahr-nehmen – in diesem Sinne heißt dann auch: die *Wahrheit* akzeptieren, nicht verdrängen oder beschönigen; heißt: die *Wirklichkeit* sehen, wie sie ist, nicht die Augen verschließen vor den Tatsachen oder Wunschbildern nachjagen.

Um gezielt und wirklichkeitsgerecht wahrnehmen zu können, brauchen wir innere Kräfte, nämlich Inspiration, Intuition und Vorstellungsvermögen, und zwar nicht im Sinne der Phantasie, sondern ein reales Vorstellungsvermögen, das, von innen her gerichtet, zielgerichtet und mit allen Möglichkeiten und Gaben der Gesamtpersönlichkeit *da* ist. Das aber bedeutet: im Hier und Jetzt anwesend sein, mit all unseren Sinnen – sehen, riechen, hören, fühlen.

In dieser wachen Aufmerksamkeit entwickelt sich in uns das,

was man «inneres Auge» und «inneres Ohr» nennt. Antoine de Saint-Exupéry meint diese Gabe, wenn er in seiner Geschichte vom Kleinen Prinzen den Fuchs sprechen läßt:

«Man sieht nur mit dem Herzen gut. Das Wesentliche ist für die Augen unsichtbar».[23]

Unser Sehen wandelt sich zum *Schauen,* und so kann eine neue Qualität der Beziehung und Begleitung möglich werden: eine Beziehung, in der sich mehr Wärme und Kraft entwickelt, die helfen, die Härte einer belastenden langwierigen Begleitung zu mindern. Wir gewinnen mehr Sicherheit darin, uns selbst und unsere Bedürfnisse zu sehen und anzunehmen, und sie in ein ausgewogenes Verhältnis zu den Bedürfnissen und Ansprüchen des Kranken zu setzen. Geben und Nehmen kommen ins Gleichgewicht.

In gleicher Weise wird sich übend und einübend auch unser Hören verändern zu einem *Horchen* und inneren Hinhören. Im Hinhorchen lernen wir zu unterscheiden, wo wir wirklich *zu*hören, und wo wir innerlich mit unseren eigenen Reaktionen auf das Gesagte beschäftigt sind und nur darauf warten, selbst weiterreden zu können. In einem solchen «dialogisch verkleideten Monolog», wie Martin Buber das nennt, verfehlen wir sehr leicht den eigentlichen Gehalt oder den inneren Zusammenhang dessen, was der andere uns mit-teilen möchte.

Beim wirklichen *Zuhören* hingegen öffnen wir uns ganz der Mitteilung des anderen. Wir wollen wirklich erfahren, was wir noch nicht wissen. Nur in solchem Zuhören kann sich ein aufbauendes Gespräch entwickeln, das dazu führt, Probleme deutlicher zu sehen und dann auch die richtigen, weiterführenden Fragen zu stellen. Darüber hinaus treten Wirkungen ein, die nicht meßbar sind, aber von größter Bedeutung etwa für das therapeutische Gespräch sind. Diese Wirkung beschreibt Michael Ende in «Momo» so:[24]

Was die kleine Momo konnte wie kein anderer, das war: Zuhören. Das ist doch nichts Besonderes, wird nun vielleicht mancher Leser sagen, zuhören kann doch jeder.
Aber das ist ein Irrtum. Wirklich zuhören können nur ganz wenige Menschen. Und so wie Momo sich aufs Zuhören verstand, war es ganz und gar einmalig.

Momo konnte so zuhören, daß dummen Leuten plötzlich sehr gescheite Gedanken kamen. Nicht etwa, weil sie etwas sagte oder fragte, was den anderen auf solche Gedanken brachte, nein, sie saß nur da und hörte einfach zu, mit aller Aufmerksamkeit und aller Anteilnahme. Dabei schaute sie den anderen mit ihren großen, dunklen Augen an, und der Betreffende fühlte, wie in ihm auf einmal Gedanken auftauchten, von denen er nie geahnt hatte, daß sie in ihm steckten.
Sie konnte so zuhören, daß ratlose oder unentschlossene Leute auf einmal ganz genau wußten, was sie wollten. Oder daß Schüchterne sich plötzlich frei und mutig fühlten. Oder daß Unglückliche und Bedrückte zuversichtlich und froh wurden. Und wenn jemand meinte, sein Leben sei ganz verfehlt und bedeutungslos und er selbst nur irgendeiner unter Millionen, einer, auf den es überhaupt nicht ankommt und der ebenso schnell ersetzt werden kann wie ein kaputter Topf – und er ging hin und erzählte alles das der kleinen Momo, dann wurde ihm, noch während er redete, auf geheimnisvolle Weise klar, daß er sich gründlich irrte, daß es ihn, genauso wie er war, unter allen Menschen nur ein einziges Mal gab und daß er deshalb auf seine besondere Weise für die Welt wichtig war. So konnte Momo zuhören!

In der Gesamtheit von Beobachten, Betrachten, Wahrnehmen, Schauen und Horchen liegt dann das *Erkennen* beschlossen, aufgrund dessen alle Informationen, die uns zufließen, zusammengefaßt und verwertet werden können und damit den weiteren Verlauf von Informieren und Handeln in ihrer Wechselwirkung bestimmen.

Beobachtung des Kranken

Nach diesen allgemeinen Ausführungen soll noch etwas zur eigentlichen Technik der *Krankenbeobachtung* gesagt werden:

Was soll/muß bei einem Kranken beobachtet werden? Zum einen sind die Anweisungen des Arztes zu berücksichtigen. Sodann ist der aktuelle Zustand von Bedeutung: ist er stabil und verläuft die Krankheit gleichbleibend, so genügt die Wahrnehmung dessen, was als Abweichung vom gewohnten oder erwarteten Bild auffällt. Im instabilen Zustand hingegen ist gezielte Beobachtung der wichtigen Lebensfunktionen notwendig, damit Veränderungen rechtzeitig erkannt und dem Arzt gemeldet werden können. Beobachtet wird aber auch *das Gesunde,* die vorhandenen oder wiederaufkeimenden Lebenskräfte, die Ressourcen (Fähigkeiten) des Kranken (weshalb der Begriff Krankenbeobachtung eigentlich zu einschränkend ist und eigentlich Gesundheits- und Krankenbeobachtung heissen müsste).

Beobachtungsvorgänge, die einer *Einübung* unter Anleitung bedürfen (z. B. Blutdruckmessung, Pulszählung) können, wo kein Kurs für Hauskrankenpflege möglich ist, mit Hilfe der Gemeindeschwester eingeübt werden.

Die folgende Checkliste soll eine Übersicht über die wichtigsten Punkte der Krankenbeobachtung geben:

Checkliste zur Krankenbeobachtung

Atmung, Puls, Temperatur

- □ Atmung
  - zählen der Atemzüge (Norm 16–18 pro Minute beim Erwachsenen, 20–25 beim Kleinkind, 40–44 beim Säugling)
  - Regelmäßigkeit und Tiefe
  - Atemnot (Lufthunger) = Ringen um Luft
  - Sputum mit oder ohne Husten; Farbe und Konsistenz beobachten
- □ Puls
  - zählen der Pulsschläge (Norm 70–80 pro Minute) während 15 sec. ×4
  - Rhythmus und Qualität: regelmäßig, unregelmäßig, kräftig oder flatternd, hart oder bei weich nachgebenden Adern
- □ Temperatur
  - messen in der Achselhöhle (axillar): Norm 36.4–37.0 °C; Meßdauer 10 Min.
  - messen im After (rektal) mit Spezialthermometer; Norm ca. 0.5 °C höher, Meßdauer 3 Min.
  - messen im Mund (oral) mit Spezialthermometer, Norm ca. 0.3 °C höher, Meßdauer 7–8 Min.
- □ Schweiß
  - akuter Schweißausbruch: groß- oder kleinperlig
  - Nachtschweiß
  - Schüttelfrost

Beobachtung der Haut

- □ Hautfarbe: blaß, verfärbt (rot, blau, gelb)
- □ Hautzustand: fett, trocken, schweissig, feucht
- □ Hautaffektionen: Ekzem, Kratzspuren, Infektionen
- □ Hautspannung: Wasseransammlung (Ödem) z. B. Knöchelgegend, Augenbereich
- □ Hautanhangorgane: Nägel, Haare
- □ Aufliegestellen: Rötung, Druckstellen, Druckgeschwüre

Haltung und Bewegung

- □ gehen, stehen, liegen: Abweichungen von der Norm
- □ Haltung: aufrecht, gebückt, erschlafft, verkrampft
- □ Bewegung: unkoordiniert, verlangsamt, gehemmt

Bewußtsein, Schlaf, Schmerz

- □ Schlaf-Wach-Rhythmus
- □ Schlafstörungen: Einschlaf- oder Durchschlafstörung
- □ Bewußtsein: klar, benommen, schläfrig, unansprechbar
- □ Schmerz: akut, chronisch, anfallsweise

Stimmung, Gefühlslage

- □ fröhlich, überstellig, aufgekratzt
- □ ängstlich, agitiert
- □ aggressiv, depressiv
- □ labil, wechselnd

Ernährung

- □ Gewicht
- □ Hunger und Appetit: Heißhunger, Appetitmangel, Nahrungsverweigerung
- □ Zustand von Mund, Zähnen, Zunge, Mundschleimhaut: Abweichungen vom Normalzustand, Schleimhautveränderungen, Schmerzen, Geruchsbildung

Beobachtung der Ausscheidungen

- □ Urin
  - Menge: zuviel oder zu wenig; u.U. zur Bestimmung 24 Stunden sammeln und Menge danach bestimmen
  - Farbe und Aussehen: Abweichungen vom Bekannten, Beimengungen (Blut, Schleim)
  - Ausscheidungsstörungen: Harnstau, Inkontinenz (= undichte Blase)
- □ Stuhl
  - Menge und Beschaffenheit
  - Geruchsveränderung
  - Farbauffälligkeiten: schwarz, rötlich, grünlich, gelb-weißlich
  - Häufigkeit der Entleerung: Verstopfung, Durchfall
- □ Erbrechen
  - Brechreiz, Übelkeit
  - Art des Erbrechens: würgend, im Schwall
  - Menge und Aussehen des Erbrochenen
  - Tageszeit des Erbrechens; nüchtern oder nach dem Essen
- □ Menstruation bei der Frau:
  - Regelmäßigkeit
  - Dauer und Intensität: viel, wenig, langdauernd, schmerzhaft
  - Ausbleiben

Und über allem: Beobachten ist eine Kunst, da nie nur objektive Daten (der oben genannten Checkliste) gefragt sind, sondern immer *das Befinden und die Befindlichkeit* des ganzen Menschen. Oft nehmen wir subjektiv, d. h. intuitiv mehr und besser wahr, wenn sich etwas verändert, – wenn es dem Patienten besser oder schlechter geht. Intuition ist – wie die Liebe – eine Gabe des Herzens, und daher immer mehr als Beobachten im Sinne von Sehen, Hören, Messen, Zählen: «man sieht, hört ... nur mit dem Herzen gut».

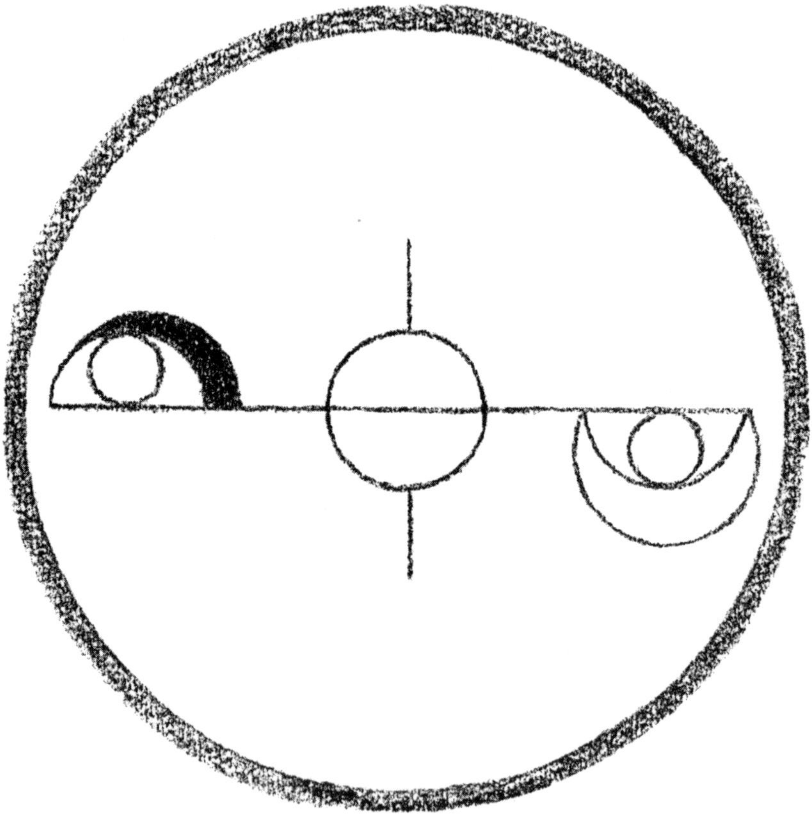

J

Ja – Nein: Die Sinnfindung

Denn auf Hoffnung
ist unsere Rettung gebunden.
Hoffnung aber,
die man schon erfüllt sieht,
ist keine Hoffnung;
wie kann man auf etwas hoffen,
das man sieht?
Hoffen wir aber auf das,
was wir nicht sehen,
dann harren wir aus
und warten geduldig.
Römer 8, 24 f

Wo Krankheit, Invalidität oder großes Leid in ein Menschenleben – in eine Familie – einfällt, ist die Auseinandersetzung mit der Frage nach dem Sinn und der Bejahung dieses unvermeidlichen, ja zunächst unannehmbaren Geschehens unausweichlich. Wir müssen sogar davon ausgehen, daß dieses Fragen, das Schwanken zwischen Annahme und Verweigerung, zwischen ja und nein, ein unabdingbarer Bestandteil der Sinnfindung und damit der «Annahme des Unannehmbaren» ist. Dieser Prozeß darf weder im «nein» steckenbleiben noch in ein vorschnelles «ja» abgleiten. Die Floskel: «es ist ja so der Wille Gottes» ist, wenn sie zu früh, krampfhaft und scheinbar leichthin ausgesprochen wird, häufig Ausdruck einer tiefsitzenden Verdrängung und Verweigerung.

Der Prozeß der *Annahme des Unannehmbaren* kann nur geleistet werden, wenn es dem betroffenen Menschen gelingt, der Wirklichkeit, so wie sie ist, offenen Auges zu begegnen und sie als Ausgangspunkt für eine neue Ausrichtung im Leben und die Neuorientierung in der Wertsetzung anzuerkennen. Dem Annehmen-können geht immer eine Wartefrist – die «nein – ja – Frist», voraus, die man nicht leichthin außer Acht lassen darf. Wir müssen uns selbst – und dem von Krankheit und Leid betroffenen Menschen – Zeit lassen, vielleicht sogar viel Zeit. Denn Gefühle wie Angst und Schmerz können sich der Zeit nicht entziehen, wie dies dem Denken möglich ist.

Willensmäßig denkend kommen wir zu einem Ja, lange bevor unser Gefühl diesen Schritt mitvollziehen kann. Wird das Denken – im Wechselspiel der Polarität – vom Gefühl abgelöst, ist auch das Nein wieder da, vielleicht heftiger als vorher: «... das ist nicht recht, daß gerade mich das trifft!» In solchem Hadern schaffen sich unterdrückte Gefühle Luft, drängen an die Oberfläche, wollen gehört werden. Das äußert sich in Trauer, Zorn, Bitterkeit, ja Haß. Solche negativen Gefühle muß man dann aushalten können, darf sie nicht unterdrücken oder leichtfertig als Unverstand oder Sünde bezeichnen.

Artikulierter Zorn ist ein Mittel, die Tendenz zur «falschen Annahme», die Abschiebung in die Versachlichung und Verdrängung zu unterbinden. Er verhilft ganz legitim dazu, sich von all diesen belastenden Empfindungen zu befreien. Diese Befreiung ist ein wesentlicher Schritt hin zur Klärung der Situation. Er kann bewirken, daß damit auch Selbstheilungskraft und Mut befreit werden.

Es ist für den Begleiter schwer, dieses Ringen um den Sinn mit anzusehen im Gefühl, tatenlos daneben zu stehen. Aber tatenlos muß man nicht bleiben. Am besten beginnt man damit, die Lage möglichst realistisch zu betrachten und Überblick über die anstehenden Probleme zu gewinnen.

Viele Probleme lassen sich lösen, indem geeignete praktische Maßnahmen in die Wege geleitet werden. Was vordergründig angegangen werden kann, soll bewußt und zielstrebig in Angriff genommen werden. Schon kleine Entscheidungen, vor allem solche, die der Betroffene selbst treffen kann, sind eine Hilfe im Zurechtfinden mit der Lage und damit auch bei der Suche nach Sinn, also auch bei der Zurückgewinnung von Selbstbewußtsein und Selbstwertgefühl. Andere Probleme aber – etwa bei unheilbarer Krankheit oder dauernder Behinderung – werden als unlösbar erlebt. Der Umgang mit ihnen bedarf der Einübung oder einer längeren Zeitphase, um, wenn nicht ganz, so doch teilweise zur Bewältigung zu führen, siehe dazu: 2. Phase des Trauerprozesses (S. 124). Beide, der Leidende wie sein Begleiter, brauchen viel Ausdauer und Geduld, um die Hoffnung nicht zu verlieren – Hoffnung auf eine vielleicht nicht vorhersehbare Lösung, oder Hoffnung auf das Hinfinden zu einem Ja. *Die Hoffnung*, die hier weiterhelfen kann, ist nicht positive Gestimmtheit der Seele, die man manchmal hat und manchmal nicht, die man fahren läßt und nach Belieben auch wieder aufnimmt. Sie ist auch nicht, wie Sigmund Freud sie darstellte, nur infantile Illusion. Hoffnung im Leiden richtet sich nicht auf die Erfüllung von Träumen, etwa auf Glück und Gesundheit, die man begräbt, wenn man ihre Aussichtslosigkeit erkennt, um dann fortan nicht mehr zu hoffen. Hoffen ist menschlich. Tiere hoffen nicht. Solange ein Mensch hofft, *lebt* er, so wie er auch atmet. Hofft er nicht mehr, so führt er in Wahrheit nicht länger ein menschliches Leben. Menschliches Hoffen heißt: bereit zu sein für alles, was kommt, es zu erfahren und damit zu leben. Es heißt: offen zu sein für das, was das Leben bringt. Es bringt immer Freude *und* Schmerz.

«Freude und Schmerz», schreibt Simone Weil, *«sind gleich kostbare Gaben, und es gilt, sie eines wie das andere völlig auszukosten, jedes in seiner Reinheit, ohne daß man sie zu vermischen suchte».*

Hoffnung als Offenheit für das Leben und Bereitschaft zum Erfahren ist Eingebettetsein im Urvertrauen, auch in der Paradoxie der Sinnlosigkeit. Diese Hoffnung ist nicht illusionär, sondern eine Lebenshaltung, die für neue Erfahrungen, auch schmerzliche Erfahrungen, öffnet und die infolgedessen im Leiden nicht über Bord geworfen wird, sondern dem Leiden standhält. Menschsein strebt immer zurück zu dem, was ihm als Gabe und Aufgabe innewohnt: Heilsein in sich selbst, das durch alle Widerstände hindurch sich erfüllen will.

Viktor Frankl, der Begründer der Logotherapie (Logos=Sinn) charakterisiert den Menschen als «ein Wesen, das auf der Suche nach Sinn ist»[25]. Er geht davon aus, daß der Mensch den Sinn nicht nur sucht, sondern ihn auch zu finden vermag, und dies allen Lebensumständen zum Trotz, denn:

- Er sieht doch einen Sinn darin, etwas zu *tun;* er erlernt einen Beruf und sucht sich darin zu bewähren.
- Er sieht doch einen Sinn darin, etwas zu *erleben;* er reist in alle Welt und nimmt dafür auch Risiken auf sich.
- Er sieht doch einen Sinn darin, eine scheinbar hoffnungslose Lage zu bewältigen, unausweichliches Schicksal zu meistern, Leiden und Zwänge in Befreiung *umzuwandeln,* um durch Haltung und Einstellung zu erreichen, wessen er fähig ist; würde er sich sonst in Krisen – wie es der Einbruch von Krankheit, Invalidität oder Todesnähe ist – nicht entmutigen lassen?

Leicht ist dieser Weg nicht, denn er muß voll und ganz gelebt werden. Theoretisieren über «wenn und aber» verstärkt nur das Gefühl von Hilflosigkeit und leistet der Verdrängung Vorschub, die gefolgt ist von Verbitterung und Verhärtung. In dieser Haltung wird das Wesentliche verfehlt. Das heißt: der Mensch verfehlt sich selbst. *Sinnfindung* und *Selbstfindung* gehen Hand in Hand, das eine ist ohne das andere nicht möglich. Wer sich selbst findet, findet Sinn; wer Sinn findet, findet sich selbst.

Dies alles sind Zeichen, daß der Mensch nicht nur positive, lebenserhaltene Elemente, sondern auch schwerwiegende, bedrohliche Lebensumstände in Sinn zu verwandeln und dadurch zu verändern vermag. So können und müssen wir davon ausgehen, daß auch in Existenzkrisen über den jeweiligen Sinnverlust hinweg das Verlangen erwachsen wird, die entstandene Sinnleere auszufüllen und sich im Vertrauen wiederzufinden.

Hier liegen auch die Chancen liebend-helfenden Begleitens. Im gemeinsamen Bangen und Hoffen gegen Mutlosigkeit und innere wie äußere Widerstände wächst beidseitig die Selbsterkenntnis und damit Reife und Abrundung der Persönlichkeit. Wer einen leidenden Menschen in dieser Grundhaltung begleitet, kann ihm auch helfen, in seiner Sinnkrise das Vertrauen nicht zu verlieren oder es wiederzufinden, in der Bedrohung nicht aus dem Urvertrauen – seiner immer schon gegebenen «Teilhaftigkeit am Unbedingten» (Balthasar Staehelin[26]) – herauszufallen oder gerade durch die Auseinandersetzung mit der Sinnlosigkeit dorthin zurückzukehren. In der «festgefügten Vertrauensstimmung eines Menschen zu sich und seiner Welt» (Staehelin) liegt Geborgenheit und damit Glauben an den Sinn.

> *«Fügung und Führung setzen nur ein, wenn eine Gewißheit da ist; an ihr befestigen sie sich, und langsam unterliegt das Leben einem verborgenen Plan; wir brauchen ihn nicht zu kennen; er setzt sich durch, insofern wir gehorsam sind».*
> Reinhold Schneider

K

Kräfte der Selbstheilung

Alles Unfaßbare
das uns beunruhigt, berührt,
und in seinen Bann zieht,
muß vom Menschen in Form gebracht werden,
um dadurch verarbeitet werden zu können.
Maria Dubach

«Das Geglückte in unserem Leben und das Mißglückte sind oft die Ergebnisse unserer Gedankengänge, die unsere Erfahrungen formen ... wir wissen, daß allen Einflüssen in unserem Leben ein Gedankenmodell zugrundeliegt. Fortwährende Gedankenmuster kreieren unsere Erfahrungen ... und zwar sind es die seelisch-geistigen Gedankenmuster, die diese Erfahrungen prägen».

So schreibt die Krankenschwester Louise L. Hay[27]. Selbstverständlich gilt dies nicht nur für negative Gedankengänge, die dem Menschen oft so nahe liegen und aus Pessimismus und Hoffnungslosigkeit hervorgehen. Die gleiche trifft auf positive Muster zu, die wir aufbauen und festigen können.

«Nicht nur die Angst ... ist ansteckend, sondern auch die Ruhe und die Freude, mit der wir dem jeweils Auferlegten begegnen».

Dieses Wort von Dietrich Bonhoeffer kann man der Resignation entgegensetzen.

Die moderne Krankenpflege meint mit ihrem Begriff der *Ressourcen* das gleiche: positive Grundeinstellung, auf deren Boden Lebensenergie, Regenerationsfähigkeit, Selbstheilungskräfte gedeihen können, die uns helfen, über unsere Krisen hinwegzukommen.

Selbstheilungskräfte sind Teil des Menschen in seiner Ganzheit. Sie bleiben aber unwirksam, solange sie von negativen Gedankenmustern überlagert oder unbeachtet und unbewußt in der Tiefe brach liegen.

Wer in dieser Richtung an sich arbeitet und ebenso seinem Mitmenschen – dem Kranken – sich zuwendet, der wird nach und nach seine eigene Ganzheit und damit auch die eigenen heilenden Kräfte entdecken. «Ich lasse mich nicht unterkriegen; ich halte mich mehr an das, was ich als gut und hilfreich erfahre als an das, was mich zu Boden drückt», das ist es, was Viktor Frankl die «Trotzmacht des Geistes» nennt.

«Woher kommt es, daß manche Patienten wieder gesund werden und andere sterben, obwohl ihnen die gleiche Diagnose gestellt wurde?» An dieser Frage entwickelte Carl Simonton sein Programm der *positiven Motivation durch Visualisierung* (siehe auch unter E = Entspannung, S. 58f.) für die Arbeit mit Krebs-Patienten, dessen

Ergebnisse so vielversprechend sind, daß sie allmählich Eingang in die konventionelle Krebsbehandlung findet. Sie werden am Ende des Kapitels eine Übung nach Simonton finden.

Ausgangslage und Grundfrage im Umgehen mit Selbstheilungskräften ist die Frage nach dem Umgehen mit uns selbst:

- Wie verhalten wir uns gegenüber unserem Körper?
- Ist er ein Objekt, das wir vergessen, solange wir keine Schmerzen oder Beschwerden haben?
- ist er ein *Körper, den wir haben,* wie wir Gegenstände besitzen, und den wir, wenn er nicht wunschgemäß funktioniert, im medizinischen Betrieb reparieren lassen?

oder:

- erleben wir uns selbst als *Leib, der wir sind,* als einen Teil des lebendigen Lebens selbst
- als ein Gefäß, das als Leib-Seele-Geist-Einheit nicht nur Materie, sondern Schwingung und fließende Energie ist?

Schon Heraklit (540–480 v. Chr.) schrieb: «Alles fließt». Die moderne Atomphysik bestätigt, daß es eigentlich keine feste Materie gibt, sondern daß sie gebundene, in jeweils spezifischer Weise fließende, schwingende Energie ist.

Nicht nur die Wechselwirkung von positiver und negativer Schwingung im menschlichen Körper, sondern auch die energetische Wechselbeziehung des Körpers zu seiner Umwelt prägen den Menschen.

Positive Kräfte, wie ein strahlender Morgen, ein Sonnenuntergang, liebliche Landschaft, Begegnung mit geliebten Menschen, Erfahrung von freundlicher Zuwendung – sie alle wirken auf uns ein und verändern uns. Was geschieht da eigentlich?

Bildlich gesprochen kann man den Vergleich ziehen zu einer Maschine mit blockierter Energiezufuhr, die nur noch stockend arbeitet, bis das Hindernis beseitigt ist und sie wieder frei und ungehemmt arbeiten kann. In genau gleicher Weise vermögen bei einem Menschen mit blockiertem Energiefluß positive Erfahrungen die Blockade zu beseitigen und den Energiefluß freizusetzen. Gelingt dies, so wird der Weg geebnet zu einer positiveren Grundeinstellung, die als solche schon eine heilende Wirkung entfaltet. Kommt die

Lebenskraft in Bewegung, so kann sie nicht nur unser Urvertrauen stärken: auf der Grundlage dieses Urvertrauens lösen sich nicht nur seelische sondern auch körperliche Verspannungen, und der Energiefluß erreicht die Zellen und Gewebe, um sie zu beleben und zu durchpulsen, hinwegzuspülen, was hemmt und in der Harmonisierung der Schwingung zur Linderung von Schmerzen beizutragen.

Negative Kräfte wirken umgekehrt in gleicher Weise: Streß, leidvolle Erfahrungen mit Menschen oder mit sich selbst, Wetterfühligkeit, Gefühle wie Angst und Groll hemmen den freien Energiefluß und blockieren unsere Kräfte.

Wir wissen heute wie empfindlich unser Immunsystem, der Träger unserer *Abwehrkräfte* gegen Krankheit, auf dieses Energiegefälle reagiert. *Negative Einflüsse* beeinträchtigen seine Wirksamkeit, der Ausbruch von Krankheiten wird begünstigt. *Positive Einflüsse* wirken belebend auf die körpereigene Abwehr von Krankheitserregern.

Natürlich ist dies nicht die einzige Ursache für das Auftreten von Krankheiten. Krankheit ist immer multifaktoriell (vielursächlich) bedingt. Aber die *Schwächung des Immunsystems ist* eine *Mit*ursache. Umgekehrt ist die *Stärkung des Immunsystems* eine *Mit*ursache für die Genesung und die Arbeit mit den Selbstheilungskräften – der inneren Lebens- und Heilkraft – ein wesentlicher Anteil der aktiven Mitgestaltung durch Lebenseinstellung und Lebensführung.

Die Arbeit an den seelisch-geistigen Gedankenmustern trägt unmittelbar dazu bei, unseren Gesundheitszustand zu fördern. Dazu nochmals L. Hay:[25]

Diese neue Bewußtheit, die Einsicht, warum ich bestimmte körperliche Gebrechen hatte und wie ich sie unbewußt förderte, das brachte eine große Veränderung in mein Leben. Nun konnte ich aufhören, dem Leben und anderen Menschen vorzuwerfen, was falsch lief, und volle Verantwortung für meine eigenen Erfahrungen übernehmen …

Ich konnte nicht verstehen, warum ich immer wieder Schwierigkeiten mit meinem steifen Nacken hatte. Dann entdeckte ich, daß der Nacken für die Beweglichkeit steht, die verschiedensten Seiten einer Frage zu betrachten. Ich war ein sehr unbeweglicher Mensch gewesen und hatte es oft abgelehnt, die andere Seite einer Frage zu betrachten. Aber indem ich in meinem Denken beweglicher wurde und fähig, andere Ansichten mit liebevollem Verständnis anzunehmen, hörte mein Nacken auf, mich zu plagen. Wenn nun mein Nacken wieder etwas steif wird, schaue ich nach, wo in meinem Denken etwas steif und starr ist.

Wenn man diese Erfahrung auch nicht verallgemeinern kann, kann sie doch als Anregung aufgenommen werden, von den zutageliegenden Problemen aus an tieferliegende Fragestellungen heranzugehen: von welcher Spannung könnte dieser Schmerz herrühren? – warum bin ich eigentlich «verschnupft»?» Neues Fragen verhilft gelegentlich zu neuen Antworten, die die selbstregulierenden Kräfte, die wir in uns tragen, in Bewegung bringen, so wie beim Heilen einer Wunde der Körper selbst seine Heilmechanismen aktiviert.

Im besten Falle erfahren wir, daß eine Besserung der seelischen und gesundheitlichen Verfassung genau in dem Augenblick eintritt, zu dem wir anfangen, mit uns selbst bewußter in Kontakt zu treten, gleichsam ein Gespräch mit unserem Körper beginnen und dadurch die unbewußten Aspekte unserer Persönlichkeit – und dazu gehören die Energiefelder und ihre Blockierungen – ans Licht holen.

Als Denkanstoß füge ich hier einige Beispiele von L. Hay für das Umgehen mit Beschwerden und ihren möglichen geistig-seelischen Mit-Ursachen an:

Problem	*Wahrscheinlicher Grund*	*Neues Gedankenmuster*
Blutdruck	*Hoch:* Langbleibende ungelöste emotionale Probleme *Niedrig:* Denken des Besiegtwerdens, Depression, Kummer	*Hoch:* Ich lasse die Vergangenheit voller Freude hinter mir. *Niedrig:* Ich lebe im immerwährenden freudvollen Jetzt. Das Leben ist ein Fest.
Diabetes	Tiefes Gefühl des Kummers. Keine Süßigkeit im Leben.	Ich erlaube dem Leben, *Spaß* zu sein. Ich lasse die Vergangenheit Vergangenheit sein. Ich nehme Freude und Spaß als die Grundlage meines Lebens an.
Durchfall	Ideen zu schnell loswerden. Ablehnung der Vergangenheit. Furcht.	Ich nehme im Leben Vergangenheit, Gegenwart und Zukunft in der göttlich richtigen Ordnung an.
Verstopfung	Weigerung, alte Ideen loszulassen. Geiz.	Ich lasse die Vergangenheit los. Ich erlaube dem Leben großzügig, durch mich hindurchzufließen.
Husten	Nervosität, Ärgernisse, Kritik. Am Leben ersticken.	Ich drücke mich selbst auf friedliche Weise aus. Ich spreche mit Liebe.

Belebung von Selbstheilungskräften bei sich selbst

- Bewußter leben! sowohl sich selbst als auch die Umwelt *aufmerksamer wahrnehmen* und *behutsamer damit umgehen.*
- Hilfreich sind *Entspannung* (siehe unter E, S. 84 ff.) und *Meditation* (siehe unter M, S. 128 ff.), sowie das konsequente Hinterfragen unserer Lebensvollzüge (siehe z. B. Checkliste S, S. 28 ff.)

- Kontakt mit dem *inneren Ratgeber* (inneren Heiler), d. h. mit dem Teil unserer Persönlichkeit, der Weisheit und Wissen von Körper und Seele in sich trägt; ihm ist all das zugänglich, was sich unserem gewöhnlichen Alltagsbewußtsein in der Regel entzieht.

Dieses Wissen um die innere Weisheit ist keineswegs eine Errungenschaft unserer Zeit. Schon in der Bibel lesen wir:

> «*Die Weisheit ist beweglicher als alle Bewegung. Sie ist der Widerschein des ewigen Lichtes, der ungetrübte Spiegel von Gottes Kraft, das Bild seiner Vollkommenheit. Ohne sich zu verändern erneuert sie alles*» (Weish 7, 24).

Belebung von Selbstheilungskräften beim Kranken

Das Beleben von Selbstheilungskräften beim Kranken geht von zwei Voraussetzungen aus:

- daß ich selbst in mir diese Regenerationskräfte wahrnehme und aktivieren kann, sie in mein Leben einbringe (siehe oben)
- daß ich im Leidenden solche in ihm brachliegenden Kräfte zu erkennen vermag.

Wie kann ich das in die Tat umsetzen?

Wir müssen wissen, daß brachliegende oder blockierte Energien und Selbstheilungskräfte (=Ressourcen) sowohl Ursache einer Krankheit wie deren Folge bzw. Begleiterscheinung sein können. Hier ist ein Helfer nötig: ein Mensch, der einen Sinn für die eigenen Kraftquellen entwickelt hat und dadurch fähig geworden ist, sie auch bei anderen wahrzunehmen, auch wenn sie verschüttet sind.

Schon Origenes wandte das Bild vom Brunnen an, den jeder Mensch in sich trägt und der eine lebendige Quelle birgt. Häufig ist diese Quelle zugeschüttet mit Sand, Lehm und Steinen – all dem, was uns tagtäglich widerfährt, uns von außen und innen bedrängt.

Wegschaufeln von Sand, Lehm und Steinen, um die Quelle freizulegen, das bedeutet:

- *Signale zu sehen und aufzunehmen,* die andeuten, daß solche Kräfte sich in ihnen zu erkennen geben; Kräfte wie Mut, Hoffnung, Kreativität, Humor, die als solche nicht zutage treten, aber hinter einer leisen Freude an Blumen, einem zurückhaltenden Eingehen auf eine Begegnung, verhaltenen Interesse am Weltgeschehen etwa sichtbar wird.

Auf solche Zeichen soll geantwortet werden.

- *Antworten heißt:* mit diesem anderen Menschen darüber zu sprechen, was man wahrgenommen hat; dem Pflänzchen Hoffnung zum Wachsen zu verhelfen, indem man dazu beiträgt, kleine Freuden zu ermöglichen oder den Raum für Begegnung zu schaffen, oder zu einem eigenen kreativen Tun zu ermuntern, in dem der Leidende seine eigene Kraft erfahren kann, seine eigene Lebensmotivation bewegt wird, so daß das vielleicht noch unbewußte Ja zum Leben und zum Lebendigsein-wollen wieder wachsen kann.

Es gehört eine gewisse Begabung dazu, solche Signale helfender Kraft oder Energiequellen zu erkennen, denn ihre Ausdrucksmöglichkeiten sind ebenso vielfältig und verschieden wie die Menschen.

Es gibt für diesen Vorgang keine Rezepte. Auch die ausgebildete Krankenschwester, auch der Seelsorger hat sie nicht. Wir alle aber können uns einüben auf das Sehen-wollen, das Wahrnehmen-wollen, aus dem das Sehen-können nach und nach erwächst, so, wie wir es an anderer Stelle auch schon betrachtet haben (z. B. unter: Beobachten, Wahrnehmen, Erkennen S. 91 ff.).

«Man sieht (hört) nur mit dem Herzen gut …
Das Wesentliche ist für die Augen unsichtbar»
A. de Saint-Exupéry

Zum Abschluß zwei Übungen, die uns im bewußteren Umgehen mit den Kräften der Selbstheilung (Regeneration) unterstützen können:

1. Übung zur Selbstprogrammierung nach Murphy[28]

Hier wird über den Weg der bildlichen Vorstellung mehr Selbstbewußtsein erarbeitet. Die Übung sollte über längere Zeit täglich möglichst 2 bis 3mal vorgenommen werden, wobei jeder Satz zweimal auszusprechen ist

- Es geht mir von Tag zu Tag in jeder Hinsicht besser
- Mein Geist ist ruhig und gelassen
- Ich bin ganz ruhig und zufrieden
- Ich lasse meine Sorgen los
- Alles ist gleich-gültig
- Ich bin ganz ruhig und kraftvoll
- Ich bin eins mit allem was lebt
- Ich fühle mich von Tag zu Tag frischer und lebendiger
- Ich bin voller Tatkraft
- Meine Hände, Füße (und alle anderen Körperteile) sind ganz lebendig
- Ich spüre den Lebensstrom durch sie hindurchfließen, sie werden warm und lebendig
- Ich bin von Tag zu Tag in jeder Hinsicht gesünder
- Ich akzeptiere mich ohne Bedingungen und Einschränkung
- Ich mag mich so, wie ich bin
- Ich bin ganz ruhig und entspannt
- Ich fühle mich wohl und sicher.

Sie können diese Übung beliebig abändern und Ihrer persönlichen Lage anpassen. Wichtig ist, daß alle Sätze in der Gegenwart stehen, um *das Hier und Jetzt* anzusprechen. Durch Wünschen und Hoffen auf Zukunft hin wird nichts verändert, nur durch *bewußtes Leben in der Gegenwart.* Darum werden wesentliche Sätze auch wiederholt. Die einfache Formulierung begünstigt es, daß sie ins Unbewußte absinken und sich dort mit unseren latenten Ressourcen verbinden.

2. Visualisierungsübung zur Anregung der Heilkräfte von Simonton[29]

Durch diese Übung können Sie an der Mobilisierung der Heilkräfte Ihres Körpers mitwirken. Sie stärkt in Ihnen den Glauben an Ihre Fähigkeit, den Schmerz und die Vorgänge in Ihrem Körper unter Kontrolle bringen zu können. Dadurch verringern Sie auch Ihre Angst, die häufig ein wesentlicher Bestandteil des Schmerzes ist. Die vorliegende Übung wenden Simonton und seine Mitarbeiter in der Krebstherapie an:

- □ Bereite dich mit Hilfe einer Entspannungsübung (s. S. 57) auf diese Visualisierung vor.
- □ Stelle dir bildlich vor, wie sich deine weißen Blutkörperchen (oder ein anderes Vorstellungsbild für die Heilkräfte in deinem Körper) auf eine Forschungsreise begeben, um die Störung ausfindig zu machen. Bemühe dich, dieses Bild sehr deutlich vor dir zu sehen. Schicke deine Heilkräfte in den Teil deines Körpers, in dem du Schmerzen spürst.
- □ Stoßen die weißen Blutkörperchen (oder dein eigenes Vorstellungsbild) auf Krebszellen, dann stelle dir bildlich vor, wie die weißen Zellen den Krebs angreifen und zerstören und die Region sauber, gesund und schmerzfrei zurücklassen.
- □ Stoßen die weißen Blutkörperchen (oder dein eigenes Vorstellungsbild) auf schmerzendes verspanntes Muskel- oder Bindegewebe, dann stelle dir bildlich vor, wie es sich lockert. Fühle, wie sich die gesamte Körperregion entspannt. Stelle dir vor, daß die Muskeln wie Gummibänder erschlaffen.
- □ Spüre, wie zur selben Zeit, in der du dir dieses Bild des sich entspannenden Muskel- und Bindegewebes vorstellst, der Schmerz in dieser Körperregion nachläßt oder sogar ganz vergeht.
- □ Klopfe dir im Geist lobend für deine Mitarbeit auf die Schulter. Dann begib dich in deinen gewohnten Tagesablauf zurück.

Weitere Anregungen zur Visualisierung (nicht auf Krebskrankheit ausgerichtet) finden Sie S. 58f.

Über allem aber gilt:

Die wichtigste Selbstheilungs- und Regenerationskraft ist *die Liebe.* Geht sie einher mit Humor und Gelassenheit, wächst die *Geduld:*

«Geduld ist Wartenkönnen,
Geduld ist Hoffnung,
Geduld ändert die Dinge».

Geduld ist alles,
sagte die Schnecke.
Sie spricht aus Erfahrung.
Ohne Geduld käme sie niemals ans Ziel.
Wer Schnecken zuschaut und sie sympathisch findet,
obschon sie für zwei Meter Gartenweg drei Stunden brauchen,
der ist auf dem richtigen Weg.

Geduld ist alles,
sagte der Schmetterling
und gaukelte von Blume zu Blume,
naschte hier und dort etwas Süßes –
und freute sich des Lebens.

Geduld ist alles,
sagte die Henne
und brütete schon zum dritten Mal
in diesem Sommer auf unbefruchteten Eiern.
Sie wußte: Auch Nieten müssen bewiesen werden.

Geduld ist alles,
sagte die Ameise;
sie purzelte gerade zum 99. Mal von der Felswand.
Sie probierte es wieder und hatte Erfolg.

aus: Die Stunde der Rose (Reimlingen 1984).

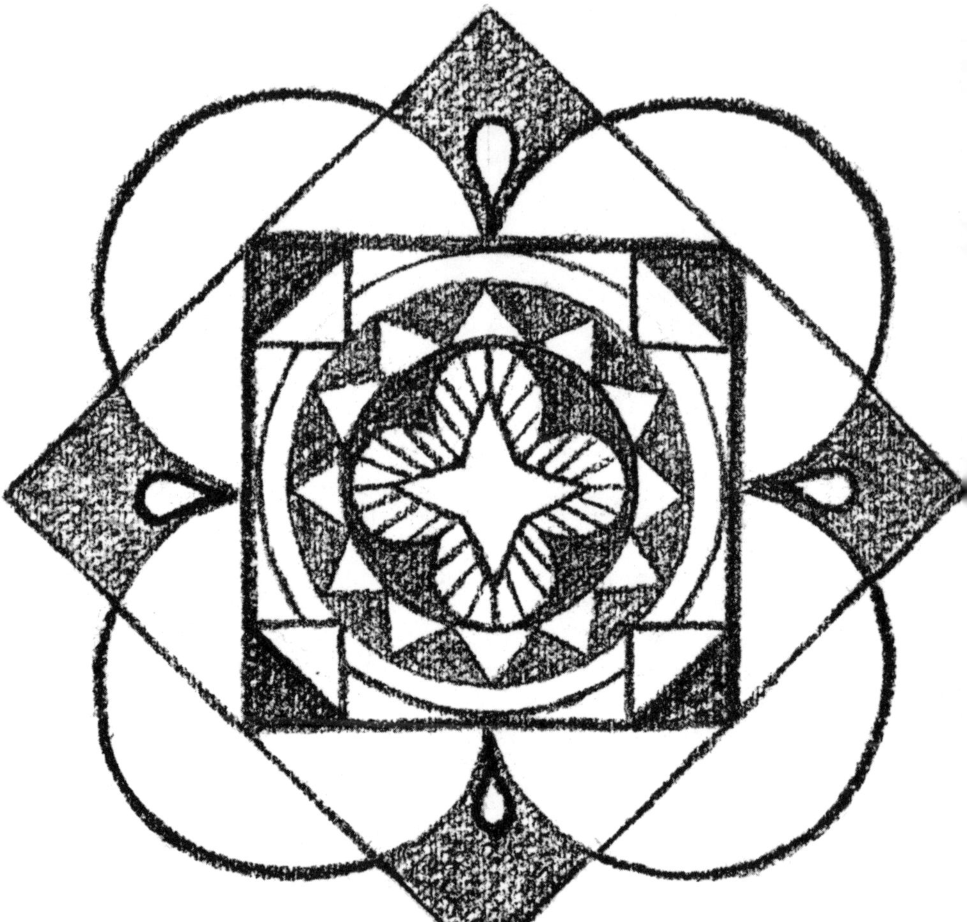

L

Leiden – Schmerz – Trauer

Die Krankheit ist nicht wegzudenken;
sie gehört zu diesem Dasein wie der Sturm zum Meere.
Die Krankheit steht in einem tiefen Zusammenhang
mit der Gnade, der Vision.
Die Krankheiten, denen die Heimgesuchten sich fügen,
sind verhüllte Engel,
die sie von Stufe zu Stufe tragen.
Reinhold Schneider

Leiden, Schmerz und Trauer sind Erfahrungen, die den Menschen als Einheit von Leib-Seele-Geist treffen, und zwar in den Dimensionen des physischen, des psychischen und des sozialen Leidens. In welcher dieser Formen immer das Leiden auftritt, seine Symptome widerfahren dem ganzen Menschen. Es genügt deshalb nicht, ihm Hilfe und Unterstützung nur auf der Ebene der biologischen Bedürftigkeit (z. B. Schmerzbekämpfung) zu gewähren. Begleitung im Leiden bedeutet letztlich, wie wir sehen werden, mittragen, mit-gehen, mit-aushalten.

Wenden wir uns zunächst dem physischen Leiden zu, dem körperlichen Schmerz. Viele Krankheiten, auch in der Pflege zuhause, sind mit akuten Schmerzen verbunden und wir müssen, wenn sie auftreten, ihnen zu begegnen wissen.

Schmerz und Schmerzlinderung

Schmerz ist ein vielschichtiges Phänomen, dessen Bewertung sehr viel mit der individuellen Schmerzempfindung, der Schmerztoleranzgrenze (Schmerzschwelle), der Anwesenheit von anderen Menschen (denn Schmerz hat Mitteilungscharakter) sowie dem Bewußtseinszustand des Betroffenen zu tun hat.

Schmerz ist keine Krankheit, wohl aber Symptom vieler Erkrankungen. Schmerz macht eine Krankheit bewußt, lokalisiert sie, grenzt sie ein. Der Schmerzreiz wird durch unterschiedliche Einwirkungen ausgelöst, durch die sensiblen Fasern ins Gehirn geleitet, gelangt in das sog. Integrationszentrum (Thalamus) des Zentralnervensystems, wo eine Umschaltung auf Motorik die Gemütsbetonung in Gesichtsausdruck und Gebärde auslöst und reflektorisch gezielte Abwehrmechanismen in Gang kommen. Die Abwehr selber hat Schmerzcharakter, sie führt zu Anspannung, Verspannung. Diese wiederum verstärkt den Schmerz. Schmerz ist nicht meßbar. Er muß beschrieben und/oder ausgedrückt werden. Das setzt voraus, daß die oft unbestimmten Angaben des Kranken aufgenommen, verstanden und unter Umständen in eine faßbare Form gebracht werden müssen (Siehe auch Krankenbeobachtung S. 94 ff.). Als Hilfestellung für die *Schmerzbeschreibung* dienen folgende Punkte:[30]

- *Lokalisation:* streng lokal, diffus (ausgebreitet) oder ausstrahlend (z. B. der Schmerz bei Herzinfarkt);
- *Empfindung:* klopfend, stechend, bohrend, ziehend, brennend, wehen- oder krampfartig;
- *Intensität und Dauer:* kurz oder andauernd, heftig, wellenartig, in Abständen auftretend, plötzlich akut, alarmierend;
- *Zeitpunkt:* in Ruhe, bei Anstrengung, bei/nach dem Essen, nach Aufregung usw.

Die *Reaktion* des Menschen auf Schmerz ist Abwehr, Verspannung, Verneinung. Abwehr und Spannung hemmen die Durchblutung, was wiederum den Schmerz unterhält und verstärkt. So haben wir auch hier einen «Circulus vitiosus» (Teufelskreis): Schmerz → Abwehr → Schmerzverstärkung → Abwehr → usw.

Diesen Teufelskreis versucht man zu durchbrechen in der Schmerzbehandlung, Schmerzlinderung.

Die Wege sind vielgestaltig, oft hilft die Zuwendung mehr als ein Schmerzmittel, oft braucht es das eine *und* das andere. Im folgenden eine Übersicht:

- *Psychologisch:* Schmerz darf nicht nur als destruktiver Mechanismus, sondern muß auch als Helfer betrachtet werden.
  Der Volksmund sagt: «Der Schmerz ist der bellende Wächter der Gesundheit». Er hat Hinweischarakter. Wo Schmerz ist, stimmt etwas nicht, da muß man ansetzen. Schmerz, der bewußt angenommen wird, kann (z. B. beim liebevollen Auflegen der Hände) verschwinden und einem Gefühl von Wärme und Durchblutung Platz machen. Schmerzannahme führt durch Lösung von Verkrampfung häufig zu einem neuen Lebensgefühl.
  Unterstützung geschieht durch Berührung, Zuwendung, aber auch durch die Erlaubnis, daß der Schmerz geäußert, gleichsam «losgelassen» werden darf. Das Einüben des Sich-Einlassens auf den Schmerz (im Sinne des Zulassens, des Annehmens) hat eine enorme Heilkraft.
- *Physikalisch:* Erwärmung wirkt entspannend und ein intensiver Kältereiz anästhesierend (Wärme- und Kälteauflagen. Siehe dazu: natürliche Heilmethoden S. 145f.)
- *Medikamentös:* Medikamente haben nicht nur eine chemische,

sondern auch eine psychologische Wirkung (Vielleicht haben Sie schon vom Placeboeffekt «gehört»!). Ihre Wirkung kann daher durch den Menschen, der sie verabreicht, erheblich gesteigert werden. In Frage kommen, jedoch *nur nach Verordnung durch den Arzt:*

- Schmerzmittel, die das zentrale Nervensystem dämpfen;
- Beruhigungsmittel die entspannen;
- Lokalanästhetika, die die peripheren sensiblen Nervenfasern blockieren wodurch lokale Schmerzfreiheit erreicht wird.
- Spinalanästhesie. Als medikamentöse Anästhesie oder als Durchtrennung von Nervenfasern mit dem Ziel der dauernden Schmerzfreiheit für Tumorpatienten = *Schmerztherapie, im engen Sinn;*
- Schmerzkliniken sind eine relativ neue Einrichtung. Sie dienen der *Schmerzkontrolle* und der *Schmerztherapie* (optimal mögliche Schmerzbehandlung und Rehabilitation von Kranken) sowie der *Schmerzforschung* Das Thema Schmerz steht noch ganz am Anfang einer neuen Bewältigungsmöglichkeit.

Der körperliche Schmerz ist diejenige Seite des Leidens, die vorerst keine Spuren hinterläßt. Ist der Schmerz beseitigt, so ist es, als wäre er nicht gewesen.

Leid und Leidensbewältigung

Leiden, das über die körperliche Ebene hinaus in die psychisch-geistige und/oder soziale Dimension hineinreicht, geht nicht spurlos an uns vorüber. Diese Tatsache hat ihren Niederschlag schon in der Sprache. Der Mensch drückt das, was er erfährt, oft mit treffenden Worten aus:

- Die *Trauer* drückt nieder, lähmt die Bewegung, macht sprachlos.
- Das *Unglück* legt sich wie eine Klammer um das Herz, beklemmt die Atmung.

- Der *Kummer* nagt an einem, der Betroffene hat u. U. unstillbaren Hunger, ein dauerndes «Bedürfnis nach etwas».
- *Soziale Not* wurmt, dörrt aus, isoliert und engt ein.

Leiden ist zu unterscheiden in abwendbares Leiden, das wir aufheben oder lindern können, indem wir handeln, indem wir es bekämpfen und seine Ursachen beseitigen, wo wir nur können – und in unausweichliches Leiden (unheilbare Krankheit, dauernde Behinderung), das nicht weggenommen oder vergessen, sondern höchstens verdrängt werden kann. Solches Leiden muß, bewußt oder unbewußt, *weggearbeitet* werden, indem man das Unausweichliche auffängt, integriert, verwandelt, annimmt (siehe auch unter J: Ja-Nein, S. 100ff.). Trauer muß «ausgetrauert» werden.

> *«Wenn dir die Trauer zuteil wird, so halte sie fest aus ganzer Kraft. Denn behutsamer und wirksamer als die erste Taufe ist diese Taufe der Tränen»* (Joh. Chimacus, 6. Jh.).

Es erweist sich immer wieder, daß tiefe Trauer eine läuternde und heilsame Wirkung hat. Gelungenes Durchleiden von Trauer läßt den Menschen reifen. Indem er ein tieferes Bewußtsein der eigenen Begrenztheit und Vergänglichkeit erlangt, gewinnt er ein tieferes Verhältnis zum Leben und damit auch zur Freude.

> *«Seine Freude zu erobern ist mehr wert, als sich seinem Schmerz zu überlassen»* (André Gide).

Sich nicht dem Schmerz zu überlassen, nicht bei Verbitterung, Depression und Krankheit stehenzubleiben, nicht in Hilf- und Hoffnungslosigkeit zu enden, das erreichen wir, indem wir Trauerarbeit leisten.

Trauerarbeit, Trauerprozeß

Das *Ziel* des Trauerprozesses ist die Verarbeitung, d. h. das schließliche Akzeptieren des Erlittenen. Ob die Verarbeitung des Verlustes gelingt, ist von verschiedenen Faktoren abhängig. Eine wesentliche Rolle spielen die bisherige persönliche Entwicklung,

Flexibilität, Verletzbarkeit und Verarbeitungskapazität der psychischen Kräfte im Moment des Verlustes sowie das soziale Spannungsfeld, in dem der Betroffene steht.

Der Trauerprozeß läuft in 3–4 Phasen ab:

1. Phase: Der *Schock* kann zum Ausbruch von heftigen Gefühlsreaktionen führen oder macht den Menschen stumm, dumpf, der Ohnmacht preisgegeben. Nach einem Todesfall wird diese Phase meist rasch durch die Phase der *Kontrolle* (Vorbereitung auf die Beerdigung) abgelöst.

2. Phase: Der *Rückzug* (die Regression) ist notwendig, damit der Mensch sich mit dem Leiden befassen kann. Der Schmerz muß, vielleicht vorerst nur für sich selbst, artikuliert, analysiert und reflektiert werden. Zur Überwindung dieser Phase braucht der Mensch ein Gegenüber (andere Menschen, Gott), an das er sich klagend, fluchend oder betend wenden kann.

Ein Beispiel für diese Art des Ausdrucks ist die Sprache der Psalmen. Das Aussprechen von Schmerz, Zorn, Enttäuschung ist der erste Schritt, der aus dem stummen Leiden, der Isolation, herausführt. Im sprechenden Einordnen der schmerzlichen Erfahrungen geschieht Rückkehr zur Kommunikation und damit schon Veränderung.

3. Phase: Die *Adaptation* (Anpassung) geschieht unterschiedlich und ist abhängig von den Ressourcen, die zur Verfügung stehen. Annahme kann durch Überwindung oder durch Änderung äußerer Strukturen geschehen.

Trauer- und Leidensbewältigung läuft nicht kontinuierlich ab. Die scheinbare Annahme wird immer wieder unterbrochen durch Anfälle von Apathie und Verzweiflung, die vom Menschen durchgestanden werden müssen, bis nach einer meist langen Zeit die *wirkliche Annahme der Realität* geleistet werden kann.

«Die Voraussetzung der Annahme ist eine tiefere Liebe zur Wirklichkeit, eine Liebe, die darauf verzichtet, der Wirklichkeit Bedingungen zu stellen.» Dieses Wort von Dorothee Sölle (in «Leiden»[31]) zeigt, wie sehr jemand, der einem Leidenden in seiner *Trauerarbeit beistehen will,* wissen muß, worum es wirklich geht. Auch trösten können ist eine Kunst, die eingeübt werden muß.

Trösten heißt nicht: gute Ratschläge geben, die Trauer verharmlosen oder um sie kreisen. Trauer muß ernstgenommen werden, und trösten in der Trauer verlangt vor allem *zuhören* (siehe S. 93 und 156f.), *wahr* und *echt sein* (siehe unter O), es setzt *Vertrauen* voraus, also eine wirkliche menschliche Beziehung. Wenn unter diesen Vorzeichen getröstet wird, ist der Weg offen zum wahren

Mitleid und Mit-leiden

Es gibt kein Leid, das fremdes Leid ist, sagt der russische Dichter Simonow. Dieser Satz, so meint Dorothee Sölle, kann nicht begründet, nicht erklärt, er kann einem denkenden und fühlenden Wesen nur zugemutet werden. Man kann fremdem Leid ausweichen, man kann vorübergehen, man kann die alte Frage «Wer ist mein Nächster?» stellen, und man kann sich hinter dem sozialen Fortschritt verstecken. Das Leid aber bleibt Leid, bleibt Teil der Menschheit. Der Mensch kann aber nicht an der Menschheit vorübergehen, ohne das eigene Menschsein zu verlieren, das weiß er aus Erfahrung. Echtes Mitleid ist immer mehr als nur sentimentales Erschauern oder «Verbinden von Wunden», mehr als natürliches Reagieren. Mitleiden übersteigt das bloß Selbstverständliche, ist ein Akt des freien Wollens, ein Sich-öffnendes Engagement letztlich: *Barmherzigkeit.* «Ich erfahre in mir, was der andere erfährt, und in dieser Erfahrung sind wir eins. Wenn dies nicht der Fall ist, und der andere bleibt nur Gegenstand, ein Objekt, dann weiß ich vieles über ihn, aber ich kenne ihn nicht. Wer mitleidend und mitfühlend die Menschen wirklich kennen will, muß in jene Tiefe der menschlichen Wirklichkeit vordringen, in der wir alle nichts anderes als Menschen sind» (Fromm).

Mit-leiden setzt demnach Einfühlungsvermögen voraus und das wiederum, wie könnte man sich sonst einfühlen, *Interesse, Zuwendung, Zärtlichkeit.* Damit wird wieder jene Dimension des Menschseins angesprochen, die das nur Körperliche übersteigt (transzendiert), die auf der Du-Ebene in eine dialogische Beziehung (wie Buber sie meint) eintritt, die nicht nur behandelt, sondern *den Menschen in die Hand nimmt, be-rührt.* Dann kann es geschehen, daß der so zärtlich berührte Mensch sich in seinem Schmerz annehmen kann und der sein kann, der er wirklich ist, ein kranker, verletzter, verwundeter Mensch ohne Maske – nicht ein Patient, sondern eine Person, ein Gegenüber, ein Du, ein Mensch, der mit mir unterwegs ist und mit dem ich unterwegs bin.

Es ist dieses gemeinsame Unterwegs-sein, das uns hilft, das Leben, so wie es ist, zu leben, auch Leid zu erleben und nicht nur nicht daran zu zerbrechen, sondern auch in ihm eine Dimension des Lebens zu erfahren, die uns sonst verschlossen bliebe.

> *«Es gibt Schwellen, die wir durch das Denken allein, wenn es sich selbst überlassen ist, niemals überschreiten können. Es ist eine Erfahrung notwendig – eine Erfahrung von Armut und Krankheit».* (Gabriel Marcel)

Zum Abschluß dieses Kapitels möchte ich «dem Propheten», Künstler und Dichter das Wort geben. Wenn ich in seinen Texten lese, verstehe ich nocheinmal neu und anders, daß das *Leid* nie Selbstzweck ist, daß es einen Gegenpol hat: die *Freude*, und daß beide, Leid und Freude, im Dienste der Hoffnung stehen (siehe auch S. 103):

Dann sprach ein Weib: «Rede uns von Freud und Leid.»
Und er antwortete:
Eure Freude ist entlarvtes Leid.
Und dieselbe Quelle, aus der euer Lachen entspringt, ward oft erfüllet von euren Tränen.
Und wie könnte es anders sein?
Je tiefer das Leid in eurem Innern bohrt, um so mehr Freude vermöget ihr zu fassen.
Ist nicht die Schale, die euren Wein enthält, das gleiche Gefäß, das im Ofen des Töpfers gebrannt?
Und ist nicht die Laute, die euer Leid lindert, das gleiche Holz, das von Messern durchbohrt ward?
Seid ihr fröhlich, so spähet tief in eurem Herzen und ihr werdet entdecken, daß nur, was euch Leiden schuf, euch auch Freuden bringt.
Seid ihr betrübt, so spähet wiederum in eurem Herzen, und ihr werdet finden, daß ihr in Wahrheit weinet um gewesene Wonne.
Etliche von euch sagen: «Freude ist größer denn Kummer», und andere sagen: «Nein, Kummer ist größer als Freude».

Doch ich sage euch: beide sind unzertrennlich.

Sie kommen gemeinsam; und sitzet nur die eine oder der andere bei euch zu Tische, so bedenket, daß der eine oder die andere auf eurem Lager schlummert.

Wahrlich, wie die beiden Schalen einer Waage hanget ihr zwischen Leid und Freud'.

Nur wenn ihr leer seid, gelangt ihr zu Stillstand und Gleichgewicht.

Und so einst der Hüter des Schatzes euch emporhebet, um zu wiegen sein Gold und Silber, dann wird Freud' oder Leid in euch steigen oder fallen, unbedingt.

aus: Kahlil Gibran, Der Prophet (Walter Verlag, Olten 1981).

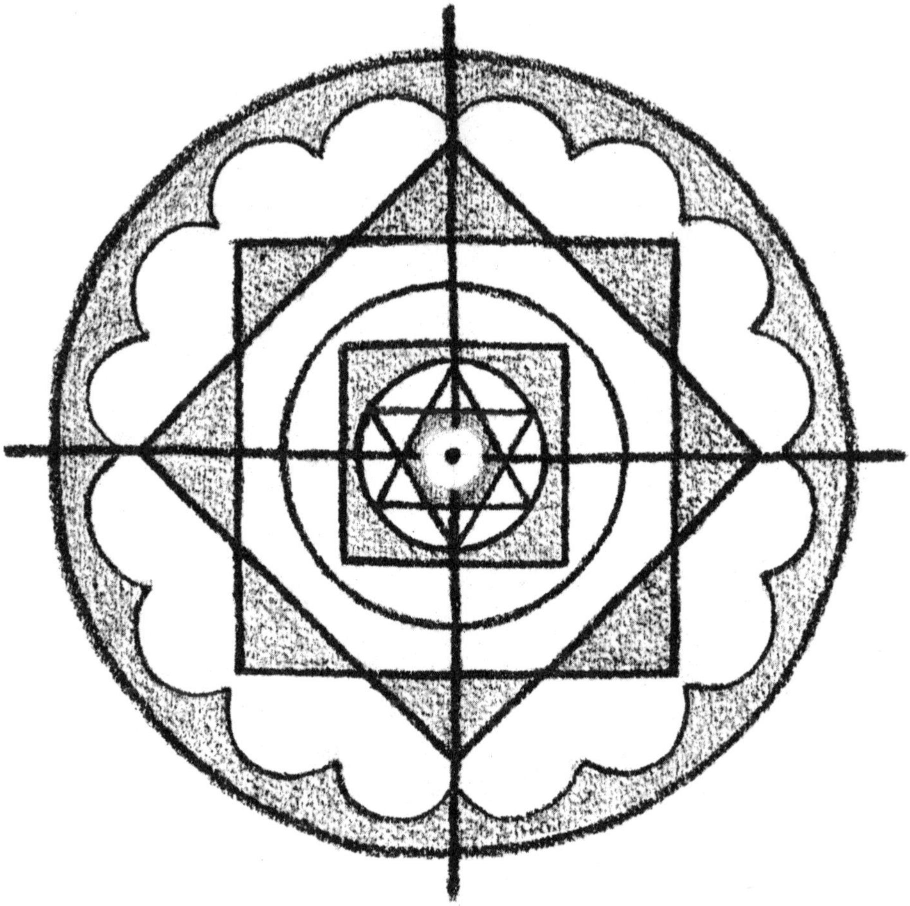

M

Meditieren und Beten

Allein den Betern kann es noch gelingen,
Das Schwert ob unsern Häuptern aufzuhalten
Und diese Welt den richtenden Gewalten
Durch ein geheiligt Leben abzuringen.

Denn Täter werden nie den Himmel zwingen;
Was sie vereinen, wird sich wieder spalten,
Was sie erneuern über Nacht veralten,
und was sie stiften Not und Unheil bringen.

Jetzt ist die Zeit, da sich das Heil verbirgt
Und Menschenhochmut auf dem Markte feiert,
Indes im Dom die Beter sich verhüllen,

Bis Gott aus unsern Opfern Segen wirkt,
Und in den Tiefen, die kein Aug' entschleiert
Die trocknen Brunnen sich mit Leben füllen.
Reinhold Schneider

Wir haben wohl schon erlebt, daß von uns oder anderen in einer Lage, die als schwierig oder auswegslos erfahren wird, das Wort fällt: «da kann man nur noch beten». In dieser Redensart wird zum Ausdruck gebracht, daß wir uns am Ende unserer Möglichkeiten sehen, daß mit unsrer Macht nichts mehr getan werden kann; eigenverantwortliches Handeln wird ersetzt durch die Flucht in ein «Gebet», dem man letztlich auch nicht mehr viel zutraut, weil es eher den Charakter einer magischen Beschwörung hat, die man auf alle Fälle nicht unversucht lassen möchte, als daß es aus der Kraft der Hoffnung hervorginge.

Diese Auffassung des Gebets ist kennzeichnend für die gegenwärtige Glaubenssituation. Wir leben in einer pluralistischen, weitgehend säkularisierten Gesellschaft, in der nur noch «Restbestände eines ... traditionellen und gesellschaftlich verfaßten Christentums»[32] zum Tragen kommen.

> *«Die Gnade» einer homogenen christlichen Gesellschaft, die schon von sich aus für alle eindringlich christliche Verhaltensmuster bereitstellt und in dieser Hinsicht die christliche Glaubensentscheidung vorspurt und in einer gewissen Weise erleichtert, ist uns versagt.»*

Unser Bewußtsein ist geprägt vom Denken der exakten Wissenschaften, also wesentlich rational bestimmt. Glauben dagegen ist nicht ein Ausfluß rationaler Funktionen, sondern umfaßt als ganzheitlicher Akt alle Elemente menschlichen Seins, die rationalen ebenso wie die nicht-rationalen, Denken sowohl wie auch Gefühl und Willen, Bewußtes und Unbewußtes. Glauben und Bewußtsein stehen insofern in einem Spannungsverhältnis:

> *«Das ‹metaphysische› und religiöse Bewußtsein des Menschen kann nur dann unbefangen existieren und eine Chance der Zukunft haben, wenn es eine unbefangene Symbiose mit diesem wissenschaftlichen Bewußtsein mit seiner skeptischen Rationalität eingeht und Gott nicht dort ansiedelt, wo ihn der Wissenschaftler mit seinen Methoden finden müßte und nicht finden kann.»*

In diesem Spannungsverhältnis und ohne die selbstverständliche Zugehörigkeit zu einer religiösen Institution oder Gemeinschaft stellt sich dem suchenden Menschen die Frage nach seiner eigenen, veranwortlichen und bewußten Glaubensentscheidung und nach seinem Gottesbild.

Glaube und Gottesbild sind zunächst einmal geprägt durch unsere Erziehung und durch die Erfahrungen, die wir mit diesem Glauben und diesem Gottesbild im Laufe unseres Lebens gesammelt haben. Kindern wird Gott als Vater im Himmel nahegebracht, der uns Sicherheit gibt und Gerechtigkeit walten läßt. Für jeden Menschen kommt irgendwann der Tag, an dem er nicht mehr darüber hinwegsehen kann, daß «Lügen ganz erstaunlich lange Beine haben können», daß «unrecht Gut» entgegen der christlichen Rede häufig «ausgezeichnet gedeiht» und daß die Welt von Ungerechtigkeit und Leiden erfüllt ist. Der Kinderglaube an den Gott, der alles wohl macht und uns Entscheidung und Verantwortung abnimmt, gerät ins Wanken und muß zurückgelassen werden. Was aber tritt an seine Stelle? Die Situation dieser Fragestellung wird in der folgenden kleinen orientalischen Geschichte geschildert:

> Glaube an Gott und binde dein Kamel fest
> *Die Gläubigen kamen in Scharen, um die Worte des Propheten Mohammed zu hören. Ein Mann hörte besonders aufmerksam und andächtig zu, betete mit gläubiger Inbrunst und verabschiedete sich schließlich vom Propheten, als es Abend wurde. Kaum war er draußen, kam er wieder zurückgerannt und schrie mit sich überschlagender Stimme: «Oh, Herr! Heute morgen ritt ich auf meinem Kamel zu dir, um dich, den Propheten Gottes, zu hören. Jetzt ist das Kamel nicht mehr da. Weit und breit ist kein Kamel zu sehen. Ich war dir gehorsam, achtete auf jedes Wort deiner Rede und vertraute auf Gottes Allmacht. Jetzt, oh, Herr, ist mein Kamel fort. Ist das die göttliche Gerechtigkeit? Ist das die Belohnung meines Glaubens? Ist das der Dank für meine Gebete?» Mohammed hörte sich diese verzweifelten Worte an und antwortete mit einem gütigen Lächeln: «Glaube an Gott und binde dein Kamel fest.»*[33]

Glauben heißt nicht: in Untätigkeit seine Geschicke einem Höheren zu überlassen: «Glaubenswirklichkeit bedeutet: der 'geglaubten', das heißt bedingungslos bejahten, unbedingten Wesenheit zugewandt leben»[34]. In dieser Zugewandtheit, dem «Ergriffensein von dem, was uns unbedingt angeht ... in der Forderung totaler

Hingabe an den Gegenstand des unbedingten Anliegens ... (liegt) das Wesen echten Glaubens»[35].

Das bedeutet nicht, daß eine vorgegebene Glaubensgewißheit existiere, die unabhängig von uns und unserer Entscheidung sich als Wirklichkeit zu erkennen gäbe, damit man sie ergreifen könne. Vielmehr liegt es im «Wesen des Glaubens als des vertrauensvollen und offenen Verhältnisses zum Ganzen der Wirklichkeit ...», daß Wirklichkeiten des Glaubens «sich nur in ihrer Wirklichkeit zeigen können, wenn man sich ihnen im freien Entschluß anvertraut» (Rahner, Praxis). Das heißt aber, daß

> *«der Glaube nichts anderes ist als die positive, bedingungslose Annahme der eigenen Existenz als sinnvoll und offen auf eine endgültige Erfüllung, die wir Gott nennen»* (Rahner).

Der Mensch, der eine Glaubensentscheidung trifft, übernimmt also die Verantwortung für sich selbst und geht in dieser Verantwortung das Wagnis ein, sich, sein Leben in jeder Situation, in jeder Entscheidung vertrauensvoll auszurichten auf das Absolute, das wir Gott nennen. Dann heißt Glauben: in eine Beziehung eintreten zu Gott, also zu der «anzubetenden Unbegreiflichkeit» (Rahner).

Beten

Unmittelbarer Ausdruck dieses Glaubens ist das Beten. Wir alle haben als Kinder gebetet, haben in kindlicher Naivität dem Vater im Himmel unsere kleinen Bitten und Gedanken vorgetragen und geglaubt, daß wir gehört würden. Diese Naivität geht uns im Erwachsenwerden verloren, wenn wir beginnen, unsere Worte und Gedanken rational und kritisch zu überdenken. Das schlichte unüberlegte Reden kommt uns abhanden, und damit auch das unmittelbare Eintreten in die Beziehung zu Gott durch das Beten. Vielleicht bleibt dieser Verlust lange unbemerkt. In einer schweren Notlage aber, in Krankheit und Leiden, kehrt wohl die Erinnerung an Zeiten, zu denen man seine Sorgen ohne wenn und aber bei Gott «abgab», wieder. «Not lehrt beten», sagt man. Das mag wohl sein, aber auch das Gegenteil kann eintreten: die Krise macht deutlich, daß an die Stelle des Kinderglaubens, der unter dem Anprall eines schweren Schicksals plötzlich nicht mehr trägt, kein Glaube getreten ist, der das Fundament einer persönlich getroffenen Entscheidung hat. Wohin soll der Betroffene sich nun wenden? Obwohl er nichts mehr ersehnt, als um Hilfe zu rufen und einen Halt zu suchen, weiß er nicht, wie er Worte finden und wen er anreden soll: er kann nicht mehr beten.

Vielleicht ist aber gerade eine solche Krise des nicht-mehr-beten-Könnens weniger ein Verlust als eine Chance: die Chance, Fragen zu stellen, die zu stellen man bisher unterlassen hat, die zu stellen man sich nun aber gezwungen sieht; die Chance, sich in dieser Auseinandersetzung neu zu orientieren, sich neu auszurichten, umzudenken, Umkehr – Metanoia – im christlichen Sinne zu üben, die ohne Wandlung der Einstellung und des Verhaltens nicht denkbar ist.

In der bewußten Entscheidung für das eigene, höchstpersönliche Glaubensverständnis liegt auch die Entscheidung für die Glaubenspraxis beschlossen, also auch für eine Einstellung zum Gebet, die sich nicht in der Vorstellung von Bitte und Erhörung erschöpft.

Was ist nun eigentlich Gebet – was heißt beten?

> *«Gebet im prägnanten Sinn nennen wir jenes Sprechen des Menschen zu Gott, das, um was immer auch gebetet wird, letztlich die Bitte um Kundgabe der göttlichen Gegenwart, um das dialogische Spürbarwerden dieser Gegenwart ist. So ist denn die einzige Voraussetzung des echten Gebetsstands die Bereitschaft des ganzen Menschen für diese Gegenwart, das schlichte Hingewandtsein, die rückhaltlose Spontaneität»* (Buber).

Beten als Reden zu Gott ist Anrede, also Gespräch, das gehört sein will und auf Antwort hofft. Werden wir gehört, und hören wir eine Antwort, wenn wir beten?

Wenn Glauben heißt, unsere Existenz anzunehmen als offen auf Gott hin, und wenn wir diesem Glauben Ausdruck geben, indem wir uns betend dem Spüren der Gegenwart Gottes öffnen, dann bedeutet dies, daß wir etwas suchen, daß wir schon ahnen: *wir sind angerührt, wir haben bereits etwas wie einen Ruf vernommen, und infolgedessen ist unsere Anrede an Gott eine antwortende Anrede.* Das dialogische Geschehen von Rede und Antwort ist nicht so zu verstehen, daß es nur in einer Richtung verläuft, daß also der Mensch redet und Gott antwortet. Beten ist nicht nur Reden. Anwortende Anrede an Gott, soll sie dialogisches Geschehen bleiben, bedarf des *Schweigens* und des *Hörens:*

> *«Beten heißt nicht sich selber reden hören, sondern heißt dahin kommen, daß man schweigt, und im Schweigen verharren, und harren, bis der Betende Gott hört»* (Sören Kierkegaard).

Die Ausübung des Betens orientiert sich in allen Hochreligionen an bestimmten Gebetsformen. Die Kirche hat besondere liturgische Gebete des Lobes, des Dankes, der Bitte, auch der Klage, die gemeinsam und öffentlich gebetet werden. Die alttestamentlichen Psalmen beispielsweise sind auch für das Christentum vorgegebene Gebetsmuster, die wir, ohne den geschichtlichen Sinngehalt auf unsere je eigene Situation wörtlich zu übertragen, als grundlegende Menschheitsgebete noch heute sprechen können.

Neben dieser Form des Betens gibt es jedoch besonders im Christentum das formlose, freie, gleichsam «private» Gebet, das wir von Jesus gelernt haben; die eigenen Worte, die jedem Erlebnis als Gebet vorangehen oder folgen. Das «Vater unser», das Gebet Jesu, ist das zentrale Gebet der Christenheit geworden.

Ob ein betender Mensch eine Gebetsformel als Anhalt und Stütze nimmt, oder ob er sich in eigenen Worten ausspricht, ist weniger wichtig, als daß er überhaupt betet. Beten ist nicht nur Gnade, sondern auch eine Tat des Herzens, die man einübend lernen kann.

Man kann lernen, seine Aufmerksamkeit von der Außenwelt abzuziehen, sich nach innen zu wenden und zu sammeln, der Seele Raum zu geben, daß sie sich rühren kann, und dem Schweigen, dem man begegnet, standzuhalten. Schon in dieser Hinwendung geschieht Gebet. Manchmal gelingt das nur schwer oder gar nicht, weil man zu unruhig ist, sich leer und ausgedörrt fühlt. Wer Stunden der Schwermut hat durchstehen müssen, kennt diese Situation. Aber gerade hier kann das Gebet zum Angelpunkt werden, zu dem der Betroffene, wenn er es wirklich will, zurückkehren kann, indem er z. B. eine für ihn nachvollziehbare Formel findet, mit Hilfe derer er sich schlicht und einfach aufzählt, was ihm im Lauf des Tages *doch* an Gutem widerfuhr (Siehe Kapitel V, S. 229f.). Aus dieser Aufzählung wird eines Tages wie von selbst ein Dankgebet erwachsen, das in sich schon eine Kraftquelle ist und damit ein Gegengewicht gegen anderes, das zu erleiden nur schwer zu bewältigen ist.

Man kann lernen, aus solchen ersten Gebetserfahrungen heraus allmählich den Akt der Übergabe von konkreten, alltäglichen und banalen Sorgen und Ängsten an Gott zu wagen, auch zu bitten um das irdische Gut, von dem man meint, daß es einem fehle; zu bitten aber nicht in der Weise, daß wir die Erfüllung beschwören wollten, sondern indem wir uns frei, weil Gott übergeben, seinem Willen anvertrauen.

Man kann lernen, am Abend den Tag zu überdenken und den Erfahrungen, die er gebracht hat, Sinn und Richtung eines Gebets zu geben (siehe Übung am Schluß des Kapitels).

Es ist wichtig, das Beten zu üben, einzuüben, sich bei bestimmten Tagesabläufen auf Gebete zu besinnen, auch wenn das unter Umständen als mühsam oder sogar sinnentleert empfunden wird und der Alltag dabei der immer gleiche, eintönige, graue Alltag bleibt. In der Aufmerksamkeit für den eigenen Gebetsvollzug aber kann schließlich einmal *der Alltag selbst zur Gebetsübung werden.*

«Jeder Aufschwung des Herzens, der diesen Gott unmittelbar selber meint, ist Gebet. Und die reine Fülle dieses Gebetes, in dem der Mensch alles in einem vollbringt, was so auf Gott hin möglich ist, heißt christlich Liebe»[36].

In der Welt muß Gott gesucht und gefunden werden, nicht durch Flucht aus dem Alltag, sondern indem wir die Zeit des täglichen Trottes in Gottes Zeit verwandeln und darin das Alltägliche überwinden. Wir wenden uns nach innen im Gebet, aber betend gehen wir dann auch wieder aus in die Welt.

«Beten ... ist etwas, das das ganze Leben in Wachen und Schlafen, in Arbeit und Spiel, in Produktion und Konsum umgreift. Beten heißt nun: im Gespräch mit Gott leben» (Dorothee Sölle).

Dies alles, was in vielen Abschnitten über das Beten hier aufgezeigt worden ist, hat Martin Buber kurz in diesem Satz zusammengefaßt:

«Wir können nur mit Gott reden, wenn wir unsere Arme, so gut wir können, um die Welt legen, das heißt, wenn wir Gottes Wahrheit und Gerechtigkeit in alles hineintragen».

Meditieren

Wenn ein Mensch zu der Erfahrung gelangt, daß Gott in jedem Ding zu finden sei, gelangt er auch auf den Weg des *inneren Gebetes,* auf dem die Worte immer weniger werden; er *lebt* meditativ.

Beten ist *eine* Form des Meditierens, aber nicht die einzige. Ein Mensch, der seine religio – Rückbindung an den eigenen Grund – sucht und auf dem Weg über das eigentliche Gebet den Zugang nicht findet, kann sich anderen Formen des Meditierens zuwenden und im Üben herauszufinden suchen, welche der vielen Möglichkeiten ihm dazu verhilft, einen Zustand innerer Ruhe zu erreichen, in dem auch ihm die Öffnung für das Ganz-Andere möglich wird.

Das Wort «meditieren» kommt von lat. meditari, nachsinnen, überdenken, vorbereiten. Meditation (oder im christlichen Sprachgebrauch Kontemplation, Betrachtung) hat eine lange Tradition, auch im Christentum (Meister Eckhart, Teresa von Avila u. v. a.). Wenn Meditation heute vor allem mit Praktiken aus dem Fernen Osten in Verbindung gebracht wird, so hat das seinen Grund darin, daß dort die meditative Praxis durch Jahrtausende (seit Buddha um 600 v. Chr.) ununterbrochen gepflegt wurde, während im christlich-abendländischen Kulturkreis, der je länger je mehr vom logisch-rationalen Denken bestimmt wurde, das kontemplativ-meditative Moment eher zurückgedrängt, ja fast vergessen wurde.

Ausgehend von Menschen, die in der Spannung von rational geprägter Umwelt und religiösem Bedürfnis nach neuen Gebetsformen suchen, gewinnt die Meditation auch im Westen wieder an Interesse und Bedeutung. Es soll hier bewußt keine Meditationsanleitung gegeben werden, sondern nur ein kurzer einführender Überblick, und im übrigen auf die weiterführende Literatur verwiesen werden[37]. Zur Einübung der meditativen Praxis empfiehlt es sich unbedingt, einen Meditationskurs zu besuchen, nicht nur zur Einführung, sondern in gewissen Abständen auch zur Kontrolle und zur Korrektur der Haltung. Kurse dieser Art werden sowohl bei Volkshochschulen als auch in kirchlichen, besonders bei katholischen Institutionen angeboten.

Besonders in der Form der Zen-Meditation, einer «Technik, die die im Menschen schlummernden Seelenkräfte befreit» (Lassalle), wird Meditation bei uns als religiöse Übung immer gebräuchlicher, deshalb soll sie hier als ein Beispiel von vielen etwas näher dargestellt werden.

Zen ist ein japanisches Wort und bedeutet Versenkung. Zen-Meditation (Za-zen) ist die Übung des «Sitzens in Versenkung» (oder Sitzens in Stille). Zen ist keine Lehre und hat kein Dogma, sondern ist eine existentielle Praxis. Deshalb ist es besonders hilfreich für Menschen, die mit ihren Glaubensfragen auf den Wegen des hergebrachten diskursiven (=von Wahrheit zu Wahrheit fortschreitenden) Denkens und des begrifflichen (abstrakten) Erfassens in eine Sackgasse geraten sind.

Von der traditionellen christlichen Meditation, die die Betrachtung von Bildern, Schriftstellen oder Glaubenswahrheiten zum Ausgang nimmt, unterscheidet sich die Übung der Zen-Meditation darin, daß es kein Thema gibt, über das nachgedacht wird. Die Konzentration geht im Gegenteil dahin, überhaupt nicht zu denken. Dies ist sehr viel schwieriger, als man meint. Denken sie einmal 60 Sekunden lang ausdrücklich nicht an weiße Mäuse: Sie werden sehen, daß die weißen Mäuse sich durchaus nicht abweisen lassen, in unseren Gedanken zu erscheinen. Wer ruhig und ohne andere Tätigkeit stillsitzt, wird bemerken, daß nun erst recht die Gedanken toben wie die «Affen im Käfig».

Die Zen-Meditation hat besondere Techniken, diese Eigenständigkeit der Gedankentätigkeit im Zaum zu halten und sich im Laufe der konsequenten Übung an einen Zustand des Nicht-denkens anzunähern. Die praktische Übung setzt an drei Punkten an: der Haltung des Körpers, der Atmung und der inneren Haltung.

1. *Die Körperhaltung:* Wie schon die Bezeichnung «Sitzen in Versenkung» andeutet, ist die Art des Sitzens eine Grundvoraussetzung für den Vollzug der Meditation. Der klassische Sitz ist der «Lotussitz» mit ineinandergelegten Beinen auf einem festen, niedrigen Kissen. Es gibt aber andere und leichtere Sitzarten, auch auf dem Stuhl, mit denen man in einem Meditationskurs bekannt gemacht wird. Wichtig ist die feste Basis von Gesäß und Knien (oder Gesäß und Füßen), von der her der Oberkörper sich in der Wirbelsäule gerade aufrichten kann, so daß der Scheitelpunkt des Kopfes wie von einem Faden gezogen zur Decke zeigt. In dieser Haltung können alle inneren Organe ohne Druck oder Blockade arbeiten. Die Schultern

sollen entspannt sein, die Arme hängen leicht abgewinkelt locker herab, die Hände werden, mit den Handflächen nach oben, flach ineinandergelegt. Die halb geöffneten Augen ruhen, ohne zu fixieren, in etwa einem Meter Entfernung auf einem festen Punkt.

2. *Die Atmung:* Sie erfolgt geräuschlos durch die Nase und sollte Tief- (Zwerchfell-) Atmung sein. Der Rhythmus soll nicht gesteuert werden, zwischen Ein- und Ausatmen wird keine Pause eingelegt. Im ruhigen Fließen des Atems stellt sich der richtige Rhythmus allmählich von selbst her und läßt darin auch den Körper richtig zur Ruhe kommen.

3. *Die innere Haltung:* Sie ist der wichtigste dieser drei Punkte, und auf sie zielen Körperhaltung und Atmung hin. Es geht darum, den Geist auf einen Punkt zu einen. Das geschieht durch spezifische Konzentrationshilfen wie das Zählen der Atemzüge (immer nur von 1 bis 10 – nicht auf 11!), das Beobachten von Ein- und Ausatmen und Mitgehen im Auf und Ab, oder durch das «Nur-Sitzen» (mit dem Gesäß die Erde einrennen und mit dem Kopf den Himmel). Wenn trotz der Konzentration auf diese Vollzüge Gedanken erscheinen, soll man nicht an ihnen haften, sondern sie vorüberziehen lassen wie Wolken. Im Ausatmen soll Loslassen geschehen, Verlagerung des Schwerpunktes von oben in die Leibesmitte, den «Harapunkt» knapp unterhalb des Nabels – Loslassen aber auch der Vielfalt der Dinge und des Gedankenkreislaufs. In diesem Loslassen nähert man sich allmählich der Gedankenleere und damit der Erfahrung von Einheit, die die *Grund*erfahrung der Zen-Meditation ist.

In der Übung des Zen wird das außenorientierte Ich nach innen genommen, um sich passiv, empfangend für tiefere Bewußtseinsschichten zu öffnen. Diese Übung verhilft zu einer intuitiven Erkenntnisfähigkeit, die das diskursive Denken gewissermaßen überhöht («transzendiert») und sich jenseits aller Begrifflichkeit unmittelbar auf das ungeteilte Ganze, auf das intuitive Erfassen der Teilhabe am transzendenten Sein richtet. Diese Teilhabe ist zwar immer schon gegeben, aber sie ist nicht bewußt. Die meditative Erfahrung macht bewußt, daß das, was man bis dahin für sein «Ich» gehalten hat, nicht im ganzen Sinne «man selbst» ist, sondern daß das Ich Teil ist eines überindividuellen, «überweltlichen» Seins.

«Man wird durch die Meditation kein anderer, sondern man wird der, der man immer gewesen ist. Aber dies zeigt sich so, daß das, was wir normalerweise das Bewußtsein nennen, anfängt, etwas davon zu spüren und dadurch dann verändert wird»
(C. F. v. Weizsäcker, Anm. 37 Nr. 7).

Diese Verwandlung des Menschen durch Meditation geschieht nicht in der Weise, daß man sie durch die Tat der Übung willentlich herbeiführen oder gar erzwingen könnte. Das Durchstoßen zu dem, was Meister Eckhart den «Seelengrund» nennt, zur Quelle des Glaubens und der religiösen Erfahrung, kann vorbereitet werden, ist aber letztlich das Geschenk der «entgegenkommende(n) Gnade. Diese Gnade aber wird

...vermutlich nur dem entgegenkommen, der durch seine eigene Anstrengung bewiesen hat, daß es ihm überhaupt darum geht»
(Weizsäcker).

Zum Schluß soll noch ein Wort gesagt werden über den Optimismus bezüglich der Wirkungen der Zen-Meditation, den man unter ihren Anhängern häufig beobachten kann, und der manchmal sämtliche Aspekte der Weltverbesserung einschließen möchte.

Es wäre ein Fehler, Meditation zu üben nur mit dem Ziel der sogenannten «Erleuchtung», die man ja selbst nicht bewirken, sondern nur ihr den Weg bereiten kann. Die Übung als solche hat schon Wirkungen, die für jeden Menschen von Bedeutung sind. Regelmäßiges Meditieren fördert und steigert die *Konzentrationsfähigkeit,* die Fähigkeit also, den Geist von Zerstreuungen und Hemmnissen abzuziehen und auf das zu richten, was im Augenblick der Zuwendung bedarf. Ähnlich wie beim autogenen Training, aber mit einer anderen spirituellen Gewichtung, stellt sich ein besseres seelisches Gleichgewicht her, mehr innere Ruhe und weniger Abhängigkeit von unkontrollierten Emotionen. In der Relativierung dessen, was Dürckheim das «Welt-Ich» nennt, werden auch Gefühle wie Haß, Neid, Besitzgier relativiert; je freier der Mensch von diesen Negativismen wird, desto mehr wird er auch liebesfähig im Sinne echter Nächstenliebe. Im Weg nach innen und in der Verbindung mit der eigenen Mitte liegt die Möglichkeit zur ethischen wie zur religiösen Vervollkommnung beschlossen – die man nie endgültig erreicht, auf die hin man aber von Stufe zu Stufe unterwegs ist.

Sinn hat dieser Weg nur dann, wenn er dazu führt, daß man mit sich selbst, mit den Mitmenschen und mit den Problemen der Welt besser umgehen kann. Der Meditation wird oft der Vorwurf gemacht, sie sei ein Rückzug aus der Wirklichkeit in eine unrealistische Innerlichkeit. Darauf antwortete einmal der indische Weise Gopi Krishna (Anm. 37 Nr. 7).:

«Je mehr ich die Europäer über Meditation reden höre, desto mehr empfinde ich, daß ich ihnen eigentlich davon abraten muß. Die verstehen ja gar nicht, worum es geht. Lesen Sie in Ihren Heiligen Schriften, Sie finden dasselbe wie in unsern: Du sollst Deinen Mitmenschen lieben; Du sollst Gott lieben; Du sollst Deinen Mitmenschen in Gott lieben. Und alles andere ist überflüßig. Nirgends steht: Du sollst meditieren. Wenn Du aber Gott lieben willst und Deinen Mitmenschen und Du entdeckst die große Wahrheit, daß meditieren Dir dazu helfen kann und eine ganz entscheidende Hilfe dazu sein kann, dann sollst Du meditieren, und wenn Du das nicht entdeckst, sollst Du es bleiben lassen».

Selbstbesinnung/Selbsterkenntnis

Gebet und Meditation sind der beste Boden auf dem Selbsterkenntnis wachsen kann. Sie verbinden den Menschen mit Gott. Umgekehrt: Wer in der *Selbsterkenntnis* wächst, wächst in der *Gotteserkenntnis.* So sagt schon Meister Eckehart, der Mystiker des Mittelalters:

«Wer zum höchsten Adel seines Wesens gelangen will und zur Anschauung des höchsten Gutes, das Gott selber ist, der muß ein Erkennen seiner selbst haben, wie auch der Dinge, die um ihn sind, bis zum Höchsten. Nur so gelangt er zu seiner wahren Lauterkeit.»

In diesem Sinne stelle ich an den Schluß dieses Kapitels eine kleine Gewissenserforschung, in der das Tun und Lassen hinterfragt, und – z. B. eingebettet in ein Abendgebet – (siehe R=Regeneration durch Schlaf und Traum) immer neu auf die Zielrichtung des Lebens – Gott – ausgerichtet werden kann.

Übung zur Selbstbesinnung und Selbsterkenntnis

Vor dem Schlafengehen öffnen Sie das Fenster und atmen mehrmals tief und aufmerksam aus und ein. Setzen Sie sich auf einen Stuhl, aufrecht im Bett oder in den Meditationssitz und blicken Sie auf den Tag zurück. Nehmen Sie dazu Ihre fünf Finger zu Hilfe, indem Sie mit der rechten Hand der Reihe nach die einzelnen Finger der Linken umschließen. Stellen Sie sich dazu folgende Fragen (auch diese können im Sinne einer Checkliste verstanden, und nach individuellem Bedarf verändert werden):

Das 5-Finger-System zur Tagesbetrachtung

Daumen
D – Dazulernen und Danken
- was habe ich heute dazugelernt?
- wofür möchte ich heute besonders danken?

Zeigefinger
Z – Zielrichtung
- wie habe ich heute an meinem Ziel gearbeitet?
- bin ich in der Zielrichtung geblieben, wo bin ich ihr nähergekommen, wo habe ich sie eher aus dem Auge verloren?

Mittelfinger
M – Mentalität (Anschauungs- und Sinnesweise)
- was war mir heute wichtig?
- wie habe ich mich gefühlt – wann gut, wann nicht so gut?

Ringfinger
R – Ratgeber (Nächstenliebe)
- wem habe ich heute geholfen?
- wem habe ich heute zugehört?

Kleiner Finger
K – Körper
- wie habe ich heute meinen Körper erfahren?
- was habe ich heute für meinen Körper getan?

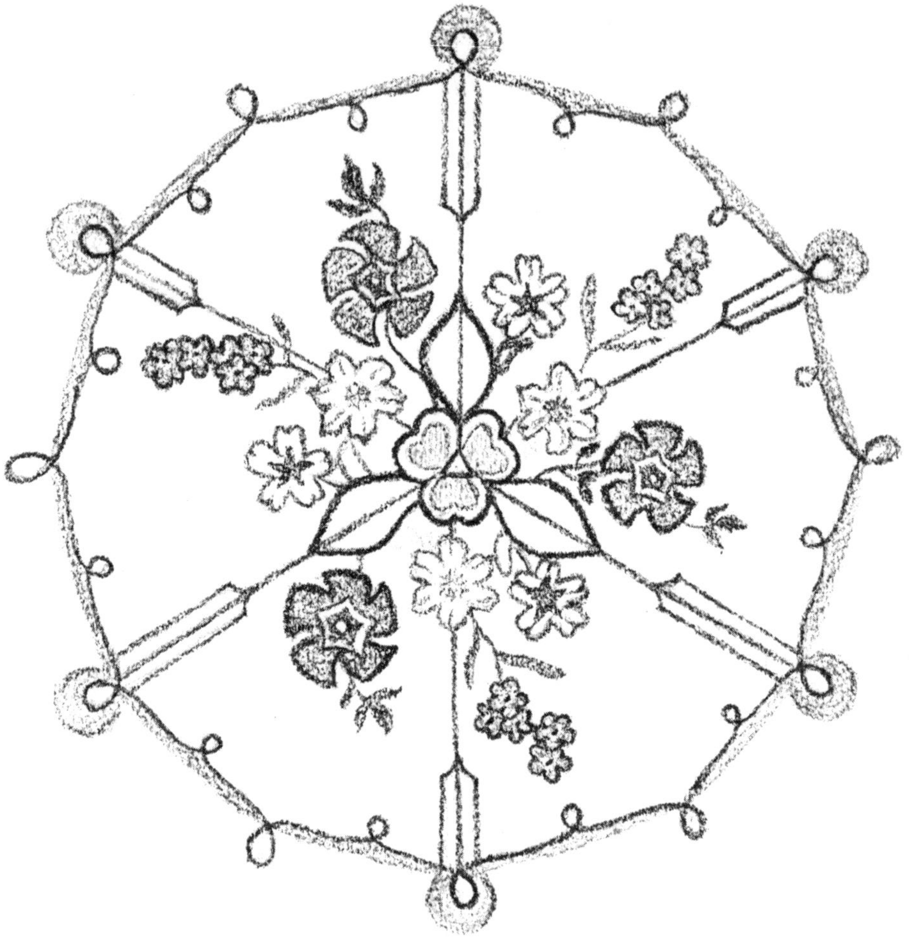

N Natürliche Heilmethoden

Wer weiter nichts als die Kreaturen erkennte,
der brauchte an keine Predigt zu denken,
denn jede Kreatur ist Gottes voll
und ist ein Buch.
Meister Eckhart

Der Volksmund sagt: «Gegen jede Krankheit ist ein Kraut gewachsen» – nur kennen wir heute oft das Kraut nicht mehr. Natürliche Heilmethoden sind so alt wie die Menschheit selbst. Es gibt eine Legende, die erzählt, dem Adam sei, als er aus dem Paradies vertrieben wurde, vom Engel Raziel ein Buch mitgegeben worden, in dem alle Heilkräuter der Welt aufgezeichnet waren, für alle Krankheiten, die jemals in der Menschheit auftreten würden.

> *«Es ist ein wundervoller Gedanke, daß der Engel Raziel dem Adam schon Ratschläge für Krankheiten gab, die damals noch gar nicht aufgetreten waren. Zuerst wird das Heilmittel geschaffen, dann erst entsteht die Krankheit, die dazu gehört. Daran können wir sehen, daß nicht Krankheit und Zerstörung der Sinn der Schöpfung sind, sondern Heilung und Erlösung. Nicht auf Haß und Katastrophen liegt die Betonung, sondern auf Glück und Liebe.*
> *Jeder, der reine sanfte Mittel findet, um Menschen von ihren Leiden zu befreien, wird durch das Buch des Engels Raziel inspiriert, denn Engelbücher sind anders als menschliche Bücher. Sie bleiben im Engelhimmel lebendig und allgegenwärtig, und wer dafür sensibel ist, kann in ihnen lesen.»*[38]

Diese Legende deutet darauf hin, daß der Zugang zum Heilmittelschatz der Menschheit nicht nur über die abstrakte Wissenschaft, sondern auch über inneres Wissen – Intuition – eröffnet wird. Um das Jahr 1100 n. Chr. schrieb die Nonne Hildegard von Bingen eine, wie sie sagte, «von Gott diktierte» Heilkunde (die heute unter dem Namen «Hildegard-Medizin»[39] eine Art Renaissance erlebt). Auch in unserem Jahrhundert gibt es ein Beispiel: Dr. Bach,[40], ein englischer Arzt, entdeckte die Wirkstoffe von 38 Blüten – den sog. Bach-Blüten – indem er stundenlang vor einer solchen Blüte saß, um die in ihm selbst auftretenden Symptome wahrzunehmen, auf die die Blume heilend einwirken konnte (z. B. Stechpalme bei Eifersucht und Haß, Weide bei Zorn – Gemütsbewegungen, die das körperliche Befinden stark beeinflussen).

Von natürlichen Heilmethoden spricht man als von «alternativen Methoden» und meint damit Praktiken, die bisher zum größten Teil keinen Eingang in die streng naturwissenschaftliche Schulmedizin gefunden haben. In der gegenwärtigen Krise des Gesundheitswesens gibt es aber auch Ärzte, die die Grenzen der reinen Schulmedizin überschreiten und alternative Methoden mitanwenden.

Im folgenden eine kleine Übersicht:

1. Die Homöopathie

Sie ist die wichtigste und am weitesten verbreitete alternative Heilpraxis. Ihr Entdecker, der Leipziger Arzt Hahnemann (1796) unterschied sie mit dieser Bezeichnung von der Allopathie (=Schulmedizin). Unter diesen Begriffen werden in den Apotheken auch die jeweils zugeordneten Medikamente geführt.

Der Grundgedanke der Homöopathie ist dieser:

- Ähnliches wird mit Ähnlichem geheilt, d. h. Substanzen, deren Einnahme bestimmte Symptome hervorruft, können andererseits diese Symptome, wenn sie krankhafterweise auftreten, bekämpfen
- die Dosierung ist minimal; je höher die Arznei verdünnt ist (potenziert), desto wirksamer soll sie sein.

Die Erfolge der homöopathischen Medizin bei der Behandlung der verschiedensten Krankheiten sind beachtlich. Ein besonderer Vorzug homöopathischer Medikamente besteht darin, daß sie keine schädigenden Nebenwirkungen hervorrufen; sie sind deshalb besonders geeignet für die Hausapotheke.

Nicht nur die Homöopathie zieht Vorteil aus der Pflanzenheilkunde. Etwa ein Drittel aller Medikamente, die von der pharmazeutischen Industrie hergestellt werden, basieren auf Pflanzenextrakten (z. B. das Herzmittel Digitalis auf der Fingerhutpflanze).

Weitere Naturheilverfahren unter anderen sind die folgenden:

2. Wasser – Hydrotherapie

Prinzip: Wasseranwendungen zu Heilzwecken, die in der Hauskrankenpflege immer eine Rolle gespielt haben in Form von Bädern, Abreibungen, Wickel, Güsse, Umschläge und Dämpfe.

Spezialanwendungen, die in sog. Hydrotherapie-Zentren angeboten werden, sind z. B. Kneippkuren, Wasserstrahlanwendungen, Unterwassermassage, Spezialbäder aller Art.

Die Wirkung ergibt sich aus der Beeinflussung der Nerven (Beruhigungsbäder, Abhärtung durch Wechselduschen u. a.) und Blutgefäße (Anregung von Durchblutung und Stoffwechsel).

3. Pflanzen – Phytotherapie

Prinzip: Anwendung von Pflanzen als Blüten, Blätter, Wurzeln usw. zur Vorbeugung und Heilung von Krankheiten. Unter den etwa 350.000 bekannten Pflanzen sind ca. 10.000 als Heilpflanzen namhaft gemacht.

Die Anwendung ist, wie schon erwähnt, uralt. Die Pflanzen oder Pflanzenextrakte werden so verarbeitet, daß der gewünschte Wirkstoff möglichst gut erschlossen wird. Am verbreitetsten ist die Anwendung als Tee. Aber auch Pulver, Tropfen, Öle, Blütenpollen sind gebräuchlich, auch Kerne und Keime auf dem Wege über die Ernährung.

Die Wirkung ist je nach Pflanze und Anwendungsbereich sehr verschieden; hier ist auf Erfahrungen gegründetes Wissen erforderlich. Nicht zu unterschätzen sind die von Generation zu Generation weitergegebenen und z. T. wiederentdeckten Hausmittel und «Geheimrezepte».

4. Minerale und Salze

Prinzip: Es basiert auf der Annahme, daß jede Erkrankung auf einer Störung des Mineralstoffwechsels *mit*beruht und durch gezielte Zufuhr entsprechender Mineralstoffe Heilung erreicht werden kann.

Anwendung: in vorgegebenen Kombinationen werden 12 Mineralstoffe eingenommen, z. B. gegen Schwäche, Erschöpfung, in der Rekonvaleszenz, gegen Krämpfe, Husten, Erkältung usw.

5. Aromatherapie[41]

Prinzip: Einnahme oder Inhalation (=Einatmen) oder Einreiben von pflanzlichen Essenzen oder ätherischen Ölen – eine Therapie, die wieder an Interesse gewinnt. Eine häufige *Anwendung* ist das Einatmen (Inhalieren) von aromatischen Wirkstoffen wie z. B. Eukalyptus (Erleichterung der Atmung bei Erkältung), die über die Schleimhäute aufgenommen werden und so direkt in den Kreislauf gelangen.

Gute Erfolge hat die Aromatherapie auch in der Anwendung als Kräuterkuren und als entspannende Massagen.

Die Wirkung der ätherischen, aromatischen Öle wird eingesetzt u.a. bei:

Erkältungen: Basilikum, Kampfer, Eukalyptus, Melisse, Rosmarin, Salbei

Durchfall: Schwarzer Pfeffer, Kamille, Zimt, Geranie, Wacholder, Lavendel, Zitrone, Myrrhe, Orange oder Orangenblüten, Salbei

Übelkeit: Basilikum, Melisse, Pfefferminze, Rose, Sandelholz

Nervöse Unruhe: Bergamotte, Kampfer, Kamille, Zypresse, Jasmin, Lavendel, Melisse, Orangenblüten, Rose, Sandelholz

Beruhigung, Schlaf: wie oben, dazu Zedernholz, Salbei, Geranie, Wacholder, Myrrhe

Halsschmerzen: Salbei, Eukalyptus, Lavendel, Kamille usw.

6. Klangwellen – Musiktherapie

Prinzip: Ausnutzung der Wirkung von Klängen, Tönen, Rhythmen, Energieschwingung und Vibration auf Zellen, Gewebe und das vegetative Nervensystem und die Psyche.

Anwendung: vor allem bei Erkrankungen des Bewegungsapparates und bei psychischen Störungen. Als *aktive* Musiktherapie: Singen, Spielen, Tanzen, Instrumentalmusik. *Passiv* wirkende: Meditationsklänge, Musikhilfe zum Einschlafen usw.

7. Farbtherapie

Prinzip: Heilbehandlung durch Farben, insbesondere durch farbiges Licht zur Beeinflussung des Gefühlszustandes und Wiederherstellung des «Inneren Farbgleichgewichtes»[42].

Anwendung: Der Farbtherapeut stellt fest, an welchen Farben der Patient Mangel leidet und führt ihm die fehlende Farbe zu in Form von Farbstrahlen, Farbklängen und entsprechender Ernährung.

Beispiele für die Wirkung von Farben auf die Organfunktionen:

- rot: Herz-Kreislauf
- orange: Niere und Blase
- gelb: Leber, Galle, Pankreas
- grün: Lungen und Bronchien
- blau: Magen, Darm
- violett: Nerven.

Diese Aufzählung ist eine grobe Vereinfachung, die lediglich das Prinzip aufzeigen soll.

8. Biofeedback

Prinzip: Feedback heißt Rückkoppelung. Mittels speziell konstruierter Geräte kann der Übende Informationen über seine Körperfunktionen bekommen. Er lernt so, diese zu beobachten, sie richtig einzuschätzen und nach Bedarf zu verändern.

Anwendung: als Übungsmethode im Hinblick auf ein geistiges Training, um die Wirkung z. B. der positiven Visualisierung (S. 85f.) zu kontrollieren und evtl. willentlich zu verstärken.

9. Fußreflexzonenmassage

Prinzip: Einwirkung auf bestimmte Körperzonen durch Massage von sog. Reflexpunkten, beruhend auf der Erkenntnis, daß jede Stelle des Körpers im Fuß eine Entsprechung habe, über die man sie erreichen könne.

Anwendung: praktisch jeder kann diese Massage in Spezialkursen erlernen. Sie ist geeignet als Selbsthilfemaßnahme, die bei verschiedenen Beschwerden zur Unterstützung des Energiehaushaltes angewandt werden kann. Siehe weiterführende Literatur[43].

10. Akupunktur und Akupressur

Dieses Heil- und Anästhesieverfahren stammt aus China und beruft sich ebenfalls auf ganz spezifische Beeinflussungszonen (Meridiane) des Körpers. Es setzt Spezialkenntnis voraus und findet zunehmend Interesse auch bei europäischen Ärzten.

Neben diesen Methoden gibt es noch eine große Anzahl anderer *Techniken, die die natürlichen Lebenskräfte ansprechen,* so unter anderen:

- *Yoga* dient seinem Wesen und seiner ursprünglichen Konzipierung gemäß der geistigen Weiterentwicklung, hat aber auf diesem Wege Nebenerscheinungen, die eine positive Wirkung auf die Organfunktion ausüben, die dem Wohlbefinden förderlich sind.
- *Körperzentrierte Therapien* sind z. B. Atemtherapie, Bioenergetik, Eutonie, Alexandertechnik u. a., das Angebot ist groß und die Entscheidung dafür sollte nicht ohne kompetente Beratung getroffen werden.
- *Geistheilen* – Heilen aus geistiger Kraft

- mit Hilfe einer unbestimmten kosmischen, seelischen oder göttlichen Kraft = *animistische Richtung* (Medizinmann, Schamane)
- mit Hilfe jenseitiger Wesenheiten, Geistwesen = *spiritistische Richtung*
- durch die Kraft Gottes und Jesu Christi = *charismatische oder christliche* Richtung.

Formen:

- Handauflegen: Heilen durch Berührung
- Fernheilen: Leitung der Heilkräfte durch Gebet und Meditation
- Gebetsheilung: Heilung durch Anrufung der Hilfe Gottes in Bibel- und Gebetsgruppen oder an Wallfahrtsorten (z. B. Lourdes).

Dieses Kapitel soll nur einen kleinen Überblick aus der Vielfalt der heute praktizierten alternativen Heilmethoden geben, um aufzuzeigen, daß es außer der konventionellen medikamentösen Behandlung noch weitere Möglichkeiten gibt, Heilung und Gesundheit zu fördern.

Unter keinen Umständen darf man davon absehen, daß *Krankheiten grundsätzlich der Beurteilung durch einen Arzt bedürfen!* Alternative Heilmethode heißt nicht: ausschließliche Beschränkung auf eine bestimmte Richtung, von der man das Heil erwarten kann, sondern heißt: eine Methode unter vielen anderen, unter denen man nach Umständen eine Wahl trifft. Diese Wahl kann nur anhand einer gewissenhaft erstellten Diagnose sorgfältig abgewogen werden. Die Beurteilung, in welchen Fällen eine Krankheit unter Verzicht auf die herkömmlichen Wege der Schulmedizin behandelt werden kann, muß der medizinischen Sachkenntnis des Arztes vorbehalten bleiben.

Das Wahrnehmen alternativer Heilmethoden ist so zu verstehen, daß jeder Mensch durch vorsichtigen und aufmerksamen Umgang mit sich selbst herausfinden kann, wo seine persönlichen Empfindlichkeiten liegen, in welcher Weise er vielleicht besonders ansprechbar ist, worauf er gut reagiert und worauf nicht – also welche Methoden für ihn persönlich hilfreich und bekömmlich sind, um Beschwerden vorzubeugen und im Krankheitsfalle seine Gesundung zu unterstützen. Es ist dem Menschen aufgegeben, die heilende Wirkung, die in der Natur immer als Anlage latent da ist, durch verständigen Gebrauch der verschiedenen Möglichkeiten nicht nur nicht zu hindern, sondern ihr zu helfen, im Sinne eines Wortes von Goethe:

«So im Kleinen, ewig wie im Großen wirkt Natur, wirkt Menschengeist, und beide sind ein Abglanz jenes Urlichts droben, das unsichtbar alle Welt erleuchtet».

Mit andern Worten: Es ist letztlich *immer Gott selbst*, von dem die Heilung eines Kranken ausgeht. Wenn wir offen sind für Sein Wirken, ist es vielleicht zweitrangig, ob Gesundung durch ein Mittel aus der Apotheke, durch ein Kraut aus dem Garten seiner Schöpfung, durch einen Arzt, einen Heilpraktiker oder einen Heiler geschieht. Wichtig wäre die Erkenntnis, daß Heil und Heilung nie nur von außen geschehen kann, sondern immer auch innere Bereitschaft bedeutet, ja diese sogar voraussetzt.

In diesem Zusammenhang sei darum abschließend noch auf *die wichtigste alternative Heilmethode* hingewiesen, für die es weder einer besonderen Ausbildung noch einer aufwendigen Technik bedarf: *das Gebet* (s. S. 128ff.):

«Wenn jemand zu leiden hat,
soll er beten.
Wenn jemand glücklich ist,
singe er geistige Lieder.
Ist jemand krank,
so rufe er die Leiter der Gemeinde.
Die sollen über ihm beten,
ihn mit Öl salben
und dabei den Herrn anrufen.
Das Gebet, das der Glaube vor Gott bringt,
wird dem Kranken helfen,
und der Herr wird ihn wieder aufrichten.»
Jakobus 5,13–15

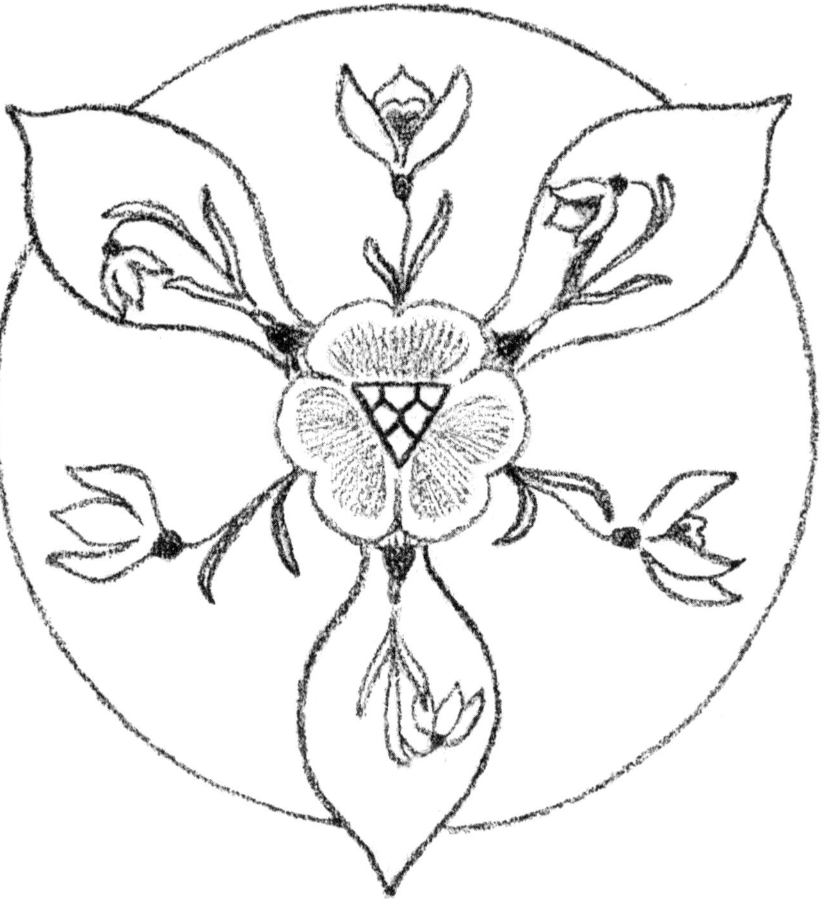

O

Offenheit und Wahrhaftigkeit

Du durchdringest alles,
Laß dein schönstes Lichte
Herr, berühren mein Gesichte.
Wie die zarten Blumen
Willig sich entfalten
Und der Sonne stillehalten,
Laß mich so
Still und froh
Deine Strahlen fassen
Und dich wirken lassen.
Gerhard Tersteegen

Gesundsein – Kranksein – Sterben: sie rühren an die Wurzel des Menschenlebens. Verlust der Gesundheit oder gar des Lebens ist der schwerste Verlust, der einen Menschen treffen kann. Er führt zwangsläufig zur Auseinandersetzung mit den Grundlagen des Daseins überhaupt, mit der Frage nach dem Sinn (siehe J, Ja – Nein). Wenn diese Fragen sich erheben, die das Leben selbst aufgibt, dann sind Offenheit und Wahrhaftigkeit existentielle Voraussetzung für eine tragende Beziehung zum Begleiter, die für das Bewältigen einer solchen Krise unerläßlich ist und die nicht entstehen oder bestehen kann ohne ein Verhältnis gegenseitigen Vertrauens.

Ein Mensch, der um seine Existenz ringt, ist hochgradig empfindlich für alles, was mit dieser seiner Existenzfrage zusammenhängt. Er spürt es intuitiv heraus, wenn Dinge, die er wissen will – im Innersten vielleicht schon ahnend und fürchtend weiß – ihm verschwiegen oder durch Vorspiegeln falscher Hoffnungen zugedeckt werden sollen.

Der leidende, geängstigte Mensch wird in einem Klima der Unaufrichtigkeit kaum die Kraft haben, von sich aus seine Umgebung (von der er abhängig ist) dadurch zu belasten, daß er es wagt, seine Angst, seine Verzweiflung in Worte zu fassen und mitzuteilen. Die Gefahr ist groß, daß er, mit diesem doppelten Leidensdruck allein gelassen, in eine Isolation gerät, in der Kommunikation versiegt – versiegt zu einem Zeitpunkt, zu dem er ihrer in ganz besonderem Maße bedürftig wäre.

Jeder weiß, daß es keinen Sinn hat, die Augen vor den Tatsachen zu verschließen, denn sie werden dadurch nicht aus der Welt geschafft. Man kann sie überhaupt nicht aus der Welt schaffen, man kann sie nur verarbeiten und bewältigen, indem man sie nicht von sich wegschiebt, sie nicht «unter den Teppich kehrt», sondern sie mutig ins Auge faßt, um sich mit ihnen auseinanderzusetzen.

Ein schwerkranker Mensch hat Angst um Gesundheit und Leben. Es erfordert Mut, dieser Angst insbesondere in bezug auf eine schlechte Prognose oder bevorstehenden Tod (das Sterben müssen) bewußt zu begegnen. Darum braucht er Hilfe und Begleitung auf seinem schweren Weg. Denn wenn er sich der Angst nicht zu stellen wagt, den Schmerz nicht zuläßt, die Trauer verdrängt (siehe unter L, S. 118 ff.), dann bleibt er ihnen ausgeliefert. Sie gleiten unverarbeitet ab ins Unbewußte und entfalten dort eine deprimierende oder zerstörerische, persönlichkeitsverändernde Wirkung, die der sinnvollen Bewältigung entzogen ist.

Es erfordert auch vom Begleiter Mut, aber außerdem Behutsamkeit und Einfühlungsvermögen, mit der Wahrheit so umzugehen, daß sie Wahrheit bleibt, aber, dem Gesetz der Nächstenliebe gehorchend, helfende Wahrheit ist. Die Wahrheit hat viele Gesichter, und *meine* Wahrheit ist nicht die Wahrheit des Anderen.

Wahrhaftig sein heißt nicht: einem geängstigten, aber unvorbereiteten, seinem Schicksal *noch* nicht gewachsenen Menschen eine Wahrheit ins Gesicht zu sagen, unter der er zusammenbrechen muß. «Die Wahrheit sagen» bedeutet nicht, daß sie jetzt sofort zur Gänze offengelegt werden kann oder muß, z.B. die Wahrheit des herannahenden Todes, oder die Wahrheit eines langwierigen Krankenlagers. Das Stück Wahrheit, das der betroffene Mensch *jetzt* aufnehmen, ertragen und verarbeiten kann, das muß ihm gesagt werden – nicht weniger, aber auch nicht mehr! In diesem Augenblick ist dies *die* Wahrheit, und welche Wahrheit die von nachher, von morgen oder der nächsten Woche sein wird, das wissen wir noch nicht, das haben wir nicht in der Hand.

Helfende Wahrheit ist die Wahrheit, die den Menschen, der sie erfahren muß, Schritt für Schritt und liebevoll dahin führt, daß er selbst offen dafür wird, sie zu erfahren, und daß er sich nicht scheut, seine Angst und seinen Schmerz zuzulassen, auszusprechen und sie so einmal zu überschreiten.

Offenheit und Wahrhaftigkeit zu üben heißt für den Begleiter vor allem dies: das Seine dafür zu tun, daß die Bedingungen geschaffen oder erhalten werden, unter denen Wahrheit ausgesprochen werden darf – von beiden Seiten: von seiten des Kranken die Wahrheit, daß er sich fürchtet vor Siechtum oder Tod; von seiten des Begleiters die Wahrheit, daß die Lage ernst ist, daß die Ängste in diesen Teilen begründet sind, in anderen vielleicht weniger, daß er sie versteht und mitleidet.

Eine Begleitung, die unter diesen Vorzeichen geleistet werden soll, verlangt nicht nur das Mit-Tragen, die Nähe zum Leidenden (siehe unter B), sondern auch eine besondere Art und ein besonderes Maß von Aufmerksamkeit im Beobachten und Erkennen der individuellen Situation dessen, der begleitet wird, und seiner oft unausgesprochenen Wünsche und Bedürfnisse (siehe auch Beobachten

S. 91 ff.). Solches Beobachten und Erkennen orientiert sich vor allem an:

- unserer Bereitschaft, zu sehen
- unserer Fähigkeit, zu hören
- unserem Mut zum Sprechen
- unserer Wachheit im Urteil
- unserer Freiheit im Handeln.

Sehen

Unser Sehen beeinflußt unser Denken und damit unsere gesamte Einstellung zum Leben. Wer nicht sehen will – die Augen verschließt – verweigert sich dem Leben. Wie ein Kind für seine Entwicklung zu einem gesunden Erwachsenen das Angesehen-werden von seinen Eltern braucht, so wollen Ängste, Leid und Schmerz angesehen, wollen beim Namen genannt sein, um nicht diffus zu bleiben, sondern faßbar zu werden. Im Ansehen als Zuwendung geschieht das Anschauen dessen, was schwer zu ertragen ist. In diesem Anschauen, was *ist* (eine bedrohliche Diagnose wie «Krebs», in der das Andrängen des Todes eingeschlossen ist) – im Annehmen dessen, was nicht zu ändern ist (nicht panisch «schwarz sehen», aber unverdeckte Sicht auf Realität) – im Weitergehen zu dem, was wir trotz allem als positiv und helfend erfahren – in all diesem liegt die *Chance der Versöhnung*, der Ausgangspunkt zu neuen Ufern: daß wir unser kleines Leben als eingebettet in ein größeres Leben erfahren, und daß da, wo die irdische Hoffnung keinen Anker mehr findet, die Hoffnung auf diese letzte Geborgenheit – die Geborgenheit in Gott, von dem wir kommen, und zu dem wir zurückkehren – nicht aufhört.

Hören

Wird die Not – das Unannehmbare – ausgesprochen, dann geschieht es im Wunsche, von einem anderen Menschen gehört zu werden.

«Denn es ist nichts verborgen, das nicht soll offenbar werden... wer Ohren hat, zu hören, der höre» (Mk 4, 22–23).

Zuhören ist eine Kunst, die nicht jeder Mensch beherrscht. Sie muß bewußt geübt werden. Wo diese Übung fehlt, wird der notwendige – weil not-wendende – Dialog verkümmern zu einem Monolog, der schließlich auch die Sprache verstummen läßt. Hören im heilenden Sinne heißt «hinter die Worte hören»; Fragen erraten, die nicht gestellt werden; durch eigene Fragen herausfinden, wo die Wahrheit liegt. Jeder soll sich selbst die Frage stellen: Was erwarten wir, wenn wir mutlos und verzweifelt sind und doch noch zu einem Menschen gehen? Wir erwarten, so Martin Buber[44], «wohl eine *Gegenwärtigkeit,* durch die uns gesagt wird, daß es ihn dennoch gibt, den Sinn».

«Wer mit dem Menschen reden will, ohne mit Gott zu reden, dessen Wort vollendet sich nicht, – aber wer mit Gott reden will, ohne mit den Menschen zu reden, dessen Worte gehen in die Irre».

Mit diesem Wort meint Martin Buber, daß unter redenden Menschen in ihrem Sprechen, wenn es ernst gemeint sein soll, ein Anderer wirkt, und damit Hilfe und Heilung be-wirkt. Oder, in den Worten von Dürckheim:

«Die Not des einen und die Bereitschaft des anderen spannt eine geheimnisvolle Saite zwischen ihnen, und ein Dritter führt den Bogen – das gibt den erlösenden Klang».

Und er fährt fort:

«so kann... der Nächste unser Meister sein, wenn wir ihn nur in der rechten Weise rufen».

Für uns, die wir einen anderen Menschen begleiten, kann das Wort in der Umkehrung so heissen: ich kann jedem Nächsten, ganz besonders einem mir anvertrauten Leidenden, ein Meister, d. h. ein wirkender und heilsamer Begleiter sein; ich kann ihn sprechen lassen und ihm antworten. Die Aufmerksamkeit und Verantwortlichkeit, mit der ich das tue, geschieht aus meinem eigenen Wesen. Was wir aus dem Wesen sagen, ist unser unverstelltes, angstfreies Eingehen auf die Situation. Wir bewältigen sie – oder etwas in uns bewältigt sie (der Dritte) – und verwandelt sie in die Substanz gelebten und wieder-lebbaren Lebens hinein.

> *«Dem Augenblicke antworten wir, aber wir antworten zugleich für ihn, wir verantworten ihn»* (Martin Buber).

Das bedeutet: ein Mensch hat deine Hand ergriffen, du verantwortest seine Berührung; Menschen sprechen zu dir von ihrem Leid, und du ver-antwortest ihre Not.

Verantworten im Antworten heißt nicht, daß wir dem anderen die Verantwortung abnehmen, ihn gleichsam unmündig machen. Die Verantwortung liegt darin, daß wir das, was im Gespräch aufbricht, begleiten; daß wir Nähe geben und, wo möglich, Hilfe im Auf und Ab zwischen Verweigern und Annahme.

Ein solches Gespräch ist nur möglich auf dem Boden der Liebe. Das wirkliche Zum-andern-Hingehen, das Dort-Ankommen und Bei-ihm-Verweilen kann nur von einem Menschen geleistet werden, der liebt: der nicht nur seinen Nächsten, sondern auch sich selbst ernst nimmt, annimmt, im Sinne von Buber:

> *«man muß, um zum andern ausgehen zu können, bei sich selbst gewesen sein».*

Urteilen

Im Sehen, Hören und Sprechen wachsen Verstehen und Erkennen. Klarheit und Urteilsfähigkeit und damit Verwandlung bahnt sich an: In der Tragfähigkeit der Ich-Du-Beziehung entwickeln sich Offenheit und Wahrhaftigkeit ganz selbstverständlich mit, und damit gleichzeitig die Wachheit im Urteil, von der letztlich unser Handeln bestimmt sein soll. Dieses Urteil aber ist nicht nur auf den Helfer zurückzuführen, auch nicht nur auf das Wechselspiel der Beziehung, sondern darüber hinaus auf den, in dem «sich das Wort vollendet», und der in dieser Vollendung durch uns hindurch die Entscheidung mitbewirkt – Gott.

Handeln

Handeln in Offenheit und Wahrhaftigkeit wird – wenn solches Sehen, Hören, Sprechen und Urteilen vorangegangen sind, – ganz natürlich aus ihnen allen hervorgehen. Dies ist die Freiheit des Handelns, die es dem Begleiter erleichtert, mit der Wahrhaftigkeit am Kranken- oder Sterbebett verantwortungsbewußt umzugehen. Sie ist kein Problem mehr für ihn, wenn er die Hintergründe versteht, die Wirklichkeit bejaht und keine Verstellung mehr braucht: Wer sich nicht zu verstellen braucht, lebt leichter und handelt klarer.

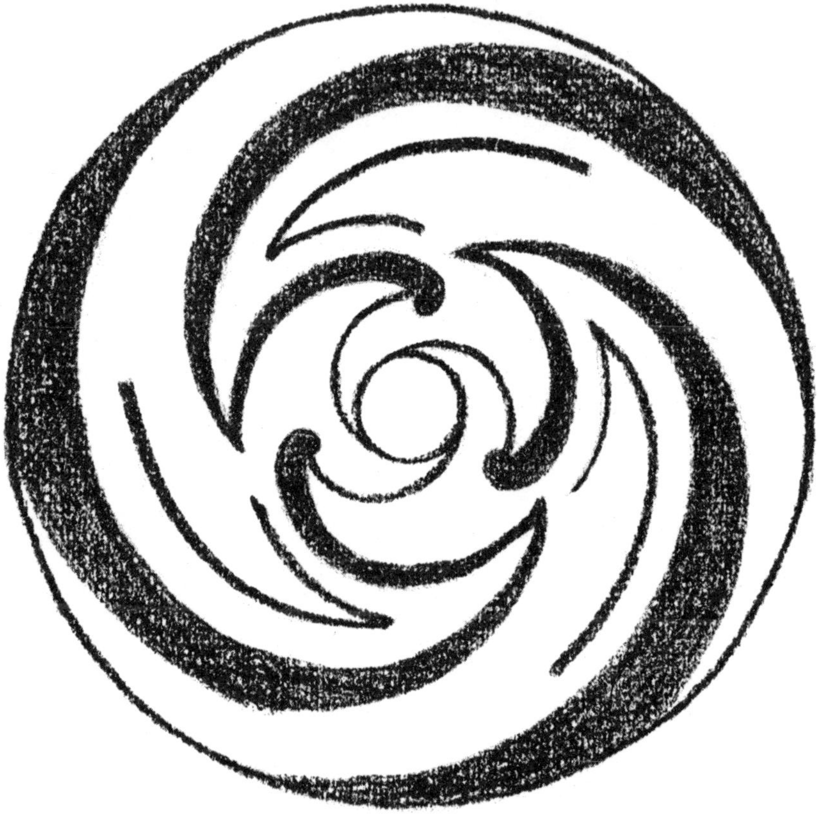

P

Pflegen

Krankenpflege ist, wenn man ...

... aus Erfahrung weiß,
daß man jetzt noch nicht wissen kann,
was in einer Stunde sein wird –
während man dennoch
die Arbeit von morgen schon vorausplant.

... lernt, mit Augen und Händen
zu sagen und zu verstehen,
was mit Ohren nicht gehört
oder mit Worten nicht gesagt werden kann.

... fremdes Leid ertragen kann,
weil man niemals
tatenlos danebenstehen muß.
Gerda Jagnow

Wer zuhause einen Kranken zu pflegen hat, hat weder die Hilfsmittel noch den Stab gut ausgebildeter Helfer zur Verfügung, wie dies im Krankenhaus der Fall ist. Trotzdem kann gerade diese Pflege ganzheitlicher sein als im noch so vorbildlich eingerichteten Krankenhaus. Der im Berufsfeld der Krankenpflege sich anbahnende Aufbruch zu mehr *Ganzheitlichkeit* in der Pflege wird im gemeindenahen Bereich – und damit in der Hauskrankenpflege – am leichtesten und schnellsten verwirklicht werden können.

Der Mensch ist selbst ein Ganzes und zugleich auch Teil eines größeren Ganzen, einer zu ihm gehörenden und mit ihm verknüpften Umwelt. Sein Heim ist der Ort, wo er lebt, wo seine Wurzeln und damit seine Zugehörigkeit und Sicherheit sind. Bleibt er hier, so wird er nicht (durch Verlegung in ein Krankenhaus oder Pflegeheim) aus seiner gewohnten Umgebung gerissen, er verbraucht nicht so viel Kraft, um sich in einem fremden Umfeld zurecht zu finden.

Nichtsdestoweniger wird durch Erkrankung oder Behinderung eines Familienangehörigen auch das Umfeld, das Leben in der Familie, verändert, nicht nur im Tagesablauf, sondern auch dadurch, daß die Pflege Kranker Handfertigkeit und eine gewisse Sachkenntnis erfordert.

Eine einfache Definition zur Pflege gibt uns Virginia Henderson (England 1963):

> *«Die besondere Funktion der Schwester besteht in Hilfeleistung für den Einzelnen, ob krank oder gesund; in der Durchführung jener Handreichungen, die zur Gesundheit oder Genesung beitragen (oder zu einem friedlichen Tod), welche der Kranke selbst ohne Unterstützung vornehmen würde, wenn er über die nötige Kraft, den Willen und das Wissen verfügte. Diese Hilfeleistung hat in der Weise zu geschehen, daß der Kranke so rasch wie möglich seine Unabhängigkeit wieder erlangt.»*
> (Grundregeln der Krankenpflege, Frankfurt a.M., 1963, S.10).

Der Pflegende, als Begleiter und Helfer des Kranken, übernimmt also all jene Tätigkeiten, die der Kranke in seiner momentanen Lebenssituation nicht selbst ausführen kann: *nicht weniger, aber auch nicht mehr.* Vor diesem Hintergrund muß das *Maß der Pflege* immer neu eingeschätzt werden (evtl. unter Mithilfe von Arzt und Krankenschwester). Die *Art und Weise der Pflege* ist aus dieser einfachen Definition ersichtlich:

- Handreichungen, die sowohl zur Genesung beitragen, als auch unter Umständen ein friedliches Sterben möglich machen
- Hilfeleistung, die die Unabhängigkeit des Kranken so weit wie möglich erhalten oder fördern (also alle Handlungen, die z. B. das Liegen erleichtern, die Bewegung fördern, die Ernährung unterstützen).

Hinweise für die Pflege im eigenen Heim

Zur Einrichtung des Krankenzimmers siehe unter C (S. 32), zur Krankenbeobachtung unter I (S. 96ff.).

Hier sollen die wichtigsten *Verrichtungen* nähergebracht werden, die täglich in einer Hauspflege anfallen und einer gewissen Routine und Übung bedürfen, wie z. B.:

- das Sorgen für die Mahlzeiten
- die Körperpflege (Waschen, Haut- und Mundpflege)
- Bettenmachen und Verhüten von Druckstellen (Dekubitus) durch das Liegen
- das Mobilisieren (aufstehen, gehen usw.)
- Hilfeleistung bei den Ausscheidungen (Anwendung von Urinflasche und Bettschüssel)
- messen der Temperatur
- spezielle Behandlungen nach Anordnung, wie Wasseranwendung, Wärme (Bettflasche, Lichtbogen), Tee, Kräuterumschläge u. a.

Es würde zu weit führen, hier alle diese Maßnahmen im einzelnen zu beschreiben. Es gibt umfangreiche Literatur über alle Einzelfragen[45].

Waschen – Körperpflege

Kann der bettlägerige Patient sich selbst waschen, so werden auf dem Nacht- oder Krankentisch folgende Gegenstände in Reichweite gelegt (bei, außer im Hochsommer, geschlossenem Fenster):

- Becken mit Wasser der gewünschten Temperatur
- Wasserglas, Zahnbürste, Zahncreme (evtl. Prothesenschale usw.), dazu eine Nieren- oder andere kleine Schale
- Toilettenartikel, die der Patient gewöhnt ist
- Waschlappen und Handtücher
- frische Wäsche.

Am besten entleert der Patient die Blase vor der Morgentoilette (zum Gebrauch der Bettschüssel siehe S. 167).

Muß der Patient gewaschen *werden*, so empfiehlt sich folgendes Vorgehen:

- Zähne putzen (lassen), möglichst bei aufrechtem Oberkörper (aufsitzen lassen oder stützen)
- der Patient macht den Oberkörper frei, ohne oder mit Hilfe. (Bei Armbeschwerden zuerst mit dem gesunden, dann mit dem kranken Arm aus dem Ärmel schlüpfen lassen, beim Anziehen in umgekehrter Reihenfolge). Bei doppelseitiger Behinderung ist ein hinten offenes Nachthemd nötig
- Hände und Gesicht möglichst vom Patienten selbst waschen lassen
- Oberkörper waschen und rasch trocknen, um Erkältung zu verhindern: zuerst die Brust, unter den Armen, dann den Rükken (aufsitzen lassen oder drehen)
- Ellenbogen auf Rötung kontrollieren, evtl. einreiben (mit Hauttonikum oder Hautschutzcreme)
- Oberkörper wieder bekleiden
- für den Unterleib Waschwasser erneuern und ein anderes Handtuch nehmen
- Decke zurückschlagen, um Beine und Füße zu waschen. Fersen *immer* einreiben, da sie sehr dekubitus-gefährdet sind! Bei Rötung Heilsalbe anwenden (z. Eutrafett). Dann Beine wieder zudecken
- Unterkörper waschen: zuerst die Vorderseite vom Nabel bis zu den Oberschenkeln
- sorgfältige Pflege der Genitalgegend: waschen, trocknen, evtl. Pudern der Hautfalten
- Rückenseite waschen, indem der Patient auf der Seite liegt: zuerst Rücken- und Hüftbereich, dann Gesäß und Gesäßfalte

- Gesäßhaut auf ihre Beschaffenheit (Rötung, Druckstellen) kontrollieren, bei längerem Liegen immer einreiben zur Verhütung von Druckschäden (Prophylaxe)
- Zuletzt Handtuch unter den Kopf legen und Haare kämmen
- aufräumen, lüften, eigene Hände waschen.

Bettenmachen

Wenn immer möglich, soll der Patient zum Bettenmachen *aufstehen.* Bei bettlägerigen, sehr hilfsbedürftigen Patienten sollten möglichst zwei Personen zur Verfügung stehen. Am besten wird diese Verrichtung gemeinsam mit einer Krankenschwester ausgeführt. *Bei Schwerkranken* ist dadurch gleichzeitig eine fachkompetente Überwachung gewährleistet, die es leichter macht, die Verantwortung zu tragen.

Kann der Patient mithelfen, kann man wie folgt vorgehen:

- frische Bettwäsche bereitlegen
- Bettdecke und Betttücher am Fußende des Bettes auf einen Stuhl legen, den Patienten nur mit Oberleintuch oder Badetuch zudecken
- Kopfkissen und evtl. Lagerungskissen herausnehmen, auch auf den Stuhl legen (kl. Oberkissen oder Nackenrolle liegenlassen)
- Patient dreht sich auf die Seite, so weit wie möglich an den Bettrand
- Leintuch straffziehen, Krümel herauskehren, die Unterlage durch eine frische ersetzen: die alte einrollen, unter den Rücken des Patienten schieben, die frische einstecken und bis nah an den Patienten gut strecken
- je nach Situation kann der Patient nun auf die andere Seite gedreht werden. Das Leintuch auch hier straffen, Unterlage durchziehen und feststecken (Leintuch-Wechsel wird wie der Wechsel der Unterlage gehandhabt)
- kann sich der Patient hochheben, werden gebrauchte und frische Unterlage (sowie bei Bedarf das Leintuch) unter dem Gesäß durchgeschoben und auf der anderen Seite gestreckt und eingesteckt

- Kissen, wo nötig, frisch beziehen, aufschütteln, unter den Oberkörper einschieben (Patient hebt sich an Bettstange hoch)
- der Patient kann sich wieder hinlegen und zudecken lassen
- die Bettdecke muß am Fußende locker genug liegen, um den Füßen Spielraum zu lassen (Verhütung von Druckstellen an den Zehen und des sog. Spitzfußes der durch Überstreckung entsteht)
- Zimmer aufräumen, lüften, Händewaschen (evtl. gleich anschließend Zimmer saubermachen).

Nach dieser «Grundpflege» des Waschens und Bettens kann für Gemütlichkeit und Wohlbefinden des Patienten gesorgt werden:

- Klingel in Reichweite geben
- Blumen besorgen
- Besuche einplanen
- für Beschäftigung sorgen (Bücher, Handarbeit, Radio, für Kinder: Spielzeug) usw.

Das Aufstehen des Kranken

Beim Aufstehen nach längerer Bettlägerigkeit sollten möglichst der Arzt oder eine Krankenschwester anwesend sein. Es sollte grundsätzlich langsam und schrittweise geschehen, nach schwerer Krankheit u. U. im Aufbau über mehrere Tage:

- aufsetzen lassen im Bett
- an den Bettrand sitzen, gut durchatmen, Arme und Beine bewegen
- aufstehen: vorbereiten was nötig ist, Stuhl oder Sessel, Hausmantel, Hausschuhe (nicht mit rutschigen Sohlen!), Gehilfe

Hilfeleistung: der Patient wird beim Aufstehen gestützt; man stellt einen Fuß quer vor seine Füße, um Abrutschen zu vermeiden; der Patient stellt sich gut auf die Füße, Kopf aufrecht, dann kann man ihn zum Stuhl geleiten.

Bleibt er längere Zeit außer Bett sitzen:

- Klingel in Reichweite geben
- Unterlage unter die Füße als Wärmeschutz
- Wolldecke über die Knie
- den Stuhl so stellen, daß der Patient sich dort wohlfühlt

Hilfestellung bei den Ausscheidungen

Für Kranke die Aufstehen, aber das WC nicht benutzen können, eignet sich ein *Nachtstuhl.* Bettlägerige brauchen eine Bettschüssel, Männer zusätzlich eine Urinflasche für die Blasenentleerung.

Anwendung der Bettschüssel

- Bettschüssel, Toilettenpapier, Handtuch, Becken mit warmem Wasser, Pflegeartikel neben das Bett auf einen Stuhl stellen
- Bettdecke bis zu den Knien zurückschlagen
- der Patient hebt das Gesäß hoch, wobei er in der Lendengegend gestützt wird
- Bettschüssel mit der freien Hand unterschieben
- Lage kontrollieren: möglichst etwas sitzend, Beine leicht angezogen und gespreizt
- nach dem Wasserlassen werden bei Frauen die Genitalien mit lauwarmem Wasser abgespült (Kännchen oder Flasche)
- der Patient hebt sich, indem man ihn unter den Lendenwirbeln stützt, wieder hoch und man nimmt die Bettschüssel heraus
- Bettschüssel mit dem zugehörigen Deckel zudecken
- den Patienten abtrocknen und in Ordnung bringen
- hat der Patient Stuhlgang gehabt: nach dem Entfernen der Bettschüssel dreht er sich auf die Seite, der After wird mit Toilettenpapier gesäubert und danach gewaschen und getrocknet.

Anwendung der Urinflasche

Bei Patienten, die sich selbst helfen können, soll die Flasche in Reichweite, aber den Blicken eventueller Besucher entzogen, stehen. Bei bestehender Inkontinenz (siehe unten) kann sie im Bett fixiert und belassen werden.

Pflege bei Inkontinenz

Inkontinenz: Unvermögen, (meist) Urin oder Stuhl zurückzuhalten. Bei geringfügiger Inkontinenz genügt eine Zellstoff- oder andere saugfähige Unterlage (Moltex) im Bett.

Es ist wichtig, daß der Patient sauber und trocken liegt, da es sonst sehr rasch zu Wundliegen (Dekubitus) kommt. Deshalb muß auch die Haut immer gut gepflegt werden: einreiben mit Hautschutzmittel oder Anwendung von Hautschutz-Spray. Bei länger andauernder Inkontinenz ist eine *Beratung* (durch die Krankenschwester) nicht nur angezeigt, sondern erforderlich. Es gibt heute

sehr viele und zweckmäßige Hilfsmittel, die die Pflege erleichtern und dem Patienten zu Sicherheit und Wohlbefinden verhelfen.

Damit sind einige der wichtigsten alltäglichen Pflegeverrichtungen aufgezeigt. Hinzuweisen ist auf Aspekte, die an anderer Stelle vorgestellt wurden:

- Pflegehilfsmittel S. 34f.
- Krankenbeobachtung S. 96ff.
- Pflegehilfsinstitutionen (Kapitel Q) S. 173ff.
- eigene Sicherheit und Arbeitserleichterung, insbesondere rückenschonende Arbeitsweise S. 196ff.
- Verhüten von Schäden und Komplikationen (Kap. S, S. 193ff.).

Natürlich ist damit nicht das weite Feld der Krankenpflege abgedeckt; es fehlen insbesondere Angaben über Maßnahmen der *Behandlungspflege* wie Wickel anlegen, spezielle Lagerungen u.a.m. Es ist nicht die Absicht dieses Buches, eine Technik der Pflege anzubieten. Auch soll daran erinnert werden, daß dafür die Krankenschwester zuständig ist und in Anspruch genommen werden kann.

Zum Abschluß noch ein allgemeines Wort zum *Pflegen:* es ist dies eine Tätigkeit, für die wir alle – ganz besonders die Frau – intuitiv das «Können» zur Verfügung haben. Der gesunde Menschenverstand sagt uns meist, was zu tun ist. Wer Kranke zuhause pflegt, oder Sterbende daheim begleitet, soll zwar das notwendige

Rüstzeug sich aneignen und sich helfen und beraten lassen. Aber er darf auch mit einem gesunden *Selbstwertgefühl* davon ausgehen, daß er als Mensch dazu geeignet ist, dem ihm anvertrauten Menschen helfen zu können. Am wichtigsten ist und bleibt die liebende Einstellung, das Dasein und Mittragen, das Miteinander. Ob das Kopfkissen rechtsherum oder linksherum geschüttelt und der rechte Arm vor dem linken gewaschen wird, spielt dabei keine Rolle, wohl aber die Bereitschaft, durch liebevolle kleine Einfälle den Tagesablauf des Kranken abwechslungsreicher und ein wenig freundlich zu gestalten.

Es sind die kleinen Dinge, die uns brauchen,
denn wir hauchen alle Lebensringe in sie ein.
Drum ergreift sie, meine Hände, voller Liebe,
So als bliebe ohne euch am Ende jedes Ding allein.
Karlfried Graf Dürckheim

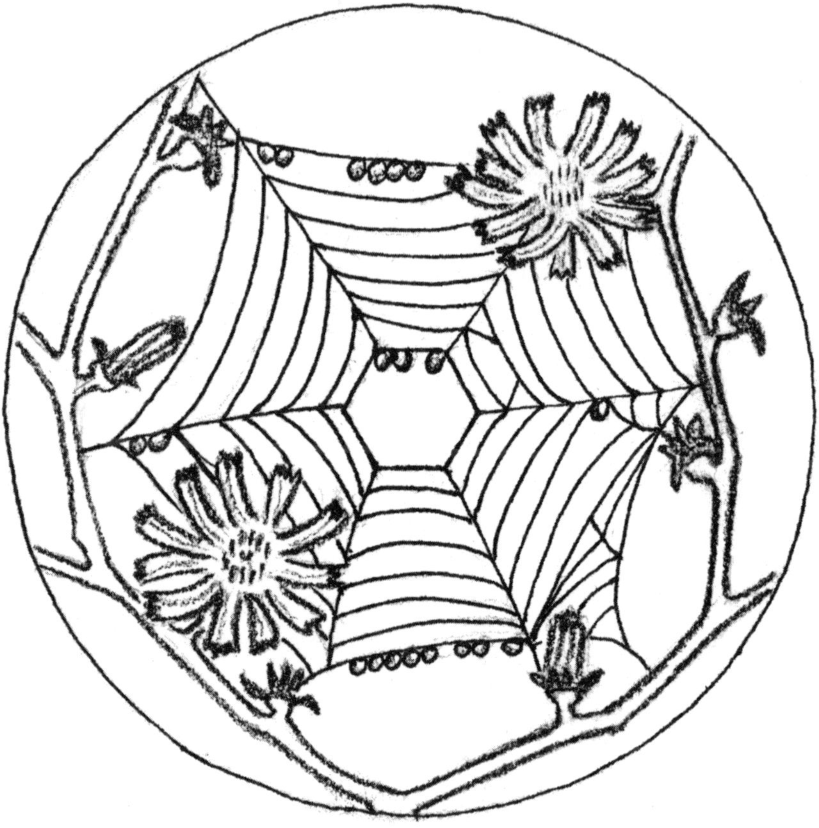

Q

Querverbindungen

Wer wie die Biene wäre,
die die Sonne
auch durch den Wolkenhimmel fühlt,
die den Weg zur Blüte findet
und nie die Richtung verliert,
dem lägen die Felder in ewigem Glanz,
wie kurz er auch lebte,
er würde selten
weinen.
Hilde Domin

Krankenpflege zu Hause ist Teil der sog. *gemeindenahen Krankenpflege,* die je nach Träger und Region unterschiedliche Bezeichnungen trägt:

- Gemeinde-Krankenpflege oder öffentlicher Gesundheitsdienst
- spitalexterne Krankenpflege
- ambulante Krankenpflege
- Sozialstation oder Gesundzeitszentrum.

Alle diese Stellen haben den Zweck, außerhalb des Krankenhauses der Erhaltung und Förderung der Gesundheit, sowie der Behandlung, Pflege und Betreuung von Patienten zu dienen.

Es geht um einen dreigeteilten Aufgabenbereich, der von der Bevölkerung in Anspruch genommen werden kann[46]:

- die Gesundheitserziehung der Bevölkerung
- vorbeugende Maßnahmen im Interesse der Gesunderhaltung
- diagnostische, therapeutische, pflegerische, betreuende und soziale Maßnahmen im Krankheitsfall. Sie sollen dem Patienten oder Pflegebedürftigen gestatten, so lange wie möglich in der ihm vertrauten Umgebung zu bleiben und im gewohnten Tagesrhythmus zu leben, oder ihm eine frühzeitige Entlassung aus dem Krankenhaus erleichtern.

Die Trägerschaft dieser Krankenpflege-Institutionen ist sehr unterschiedlich. Sie kann von der politischen oder der Kirchengemeinde übernommen sein, auch von überregionalen gemeinnützigen Institutionen wie Diakonie- und Caritas-Vereinen. Von der Trägerschaft hängt weitgehend ab, wie die Einrichtungen

- organisiert sind
- wie groß die Pflegegruppen sind
- welche Dienstleistungen angeboten werden
- wie Kosten und Finanzierung gehandhabt werden
- welche Zielgruppen angesprochen werden sollen, usw.

Wer ein krankes Familienmitglied zu pflegen hat, erkundige sich beim Arzt oder Pfarrer, welche derartige Einrichtung in erreichbarer Nähe zu finden ist. Wo ein sog. Krankenmobiliar-Lager besteht, empfiehlt es sich, es in Augenschein zu nehmen und festzustellen, was dort entliehen werden kann, um die häusliche Pflege zu erleichtern.

Die Berufe und Einrichtungen in der gemeindenahen Krankenpflege, die grundsätzlich zur Verfügung stehen, sind in der folgenden Übersicht zusammengestellt:

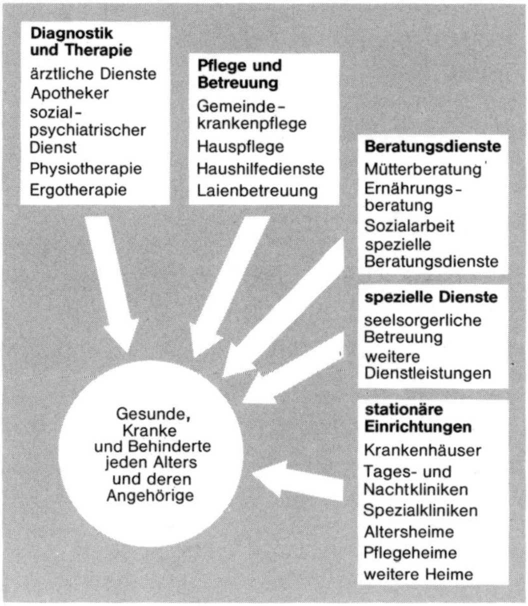

Aus: L. Juchli, Krankenpflege. 4. Auflage (Thieme, Stuttgart 1983).

Die Dienstleistungen

Fast überall gibt es eine Anzahl weiterer Dienstleistungsstellen, die gegebenenfalls in Anspruch genommen werden können:

- Kurse für Krankenpflege zuhause und andere Laienkurse
- Mahlzeitendienst (rollend, stationär, als Mittagstisch),
- Wasch- und Flickdienst,
- Telefonkette (Aufrechterhaltung der menschlichen Kontakte für Behinderte, Betagte, Einsame),
- Besuchsdienst (mit dem Ziel der mitmenschlichen Betreuung),
- Autofahrdienst (für Kranke, Behinderte),
- Altersturnen, Alterssport,
- Verwaltung von Pflegemittelzentralen,
- Mithilfe in der Krankenpflege.

Organisierende Institutionen

Daneben gibt es eine Vielzahl von Institutionen, die weitere Dienste organisieren, z. B.

- Pro Senectute für das Alter (in Deutschland: Alterswohlfahrt)
- Pro Juventute für Kinder und Jugendliche
- Das Rote Kreuz für Hilfsaktionen, besonders Katastrophenhilfe
- die Ligen: Rheumaliga, Krebsliga u. a. für Beratung und Hilfe in speziellen Anliegen
- Samariter-Vereine für Ersthilfemaßnahmen
- Frauenvereine: Hilfsangebote verschiedenster Art je nach Örtlichkeit und Bedarf, usw.

Alle diese Institutionen bieten situationsspezifische Hilfe an, meist sowohl materieller, finanzieller wie geistig-seelischer Art. Eine weitere Aufgabe, die von ihnen wahrgenommen wird, ist die *Information*, z. B.

- *die Diabetes-Beratungsstelle* (für Zuckerkranke und ihre Angehörigen) bei Ernährungsproblemen, Einstellungsschwierigkeiten usw.

- *die Colostomie-Beratungsstelle* (für Träger eines künstlichen Darmausganges und deren Angehörige) mit dem Schwerpunkt der Unterstützung der Pflege und Beratung über Pflegehilfsmittel, sowie Instruktion und Weiterbildung
- *Pro Senectute* (Schweizerisches Werk für Altenhilfe) hat in allen Kantonen Beratungsstellen, wo sich Fachleute mit Rat und Tat für die ältere Bevölkerung einsetzen. Hierzu z. B. die übersichtliche Informationsschrift «Von A bis Z – wichtige Begriffe in der Altenarbeit» bei Senectute, Zürich.

Die Teilhospitalisierung

Es gibt heute verschiedene Einrichtungen, die dem Kranken z. B. als Übergang vom Krankenhaus nach Hause eine schrittweise Eingliederung ins gewohnte Leben ermöglichen. Auch hier ist es notwendig, sich zu informieren, welche Möglichkeiten sich anbieten, um einen noch pflegebedürftigen Patienten nach Hause – oder eben teilweise nach Hause – zu nehmen.

Hier eine Zusammenfassung aus dem bereits angeführten Wegweiser:

- Die *temporäre Hospitalisierung Chronischkranker* bringt den Angehörigen des Patienten eine vorübergehende Entlastung von ihren Pflegepflichten (ermöglicht ihnen z. B. Ferien);
- die *Tagesklinik* bietet ihren Patienten tagsüber Pflege, Überwachung und Durchführung von Therapien; die Nacht verbringen sie zu Hause;
- die *Nachtklinik* ermöglicht ihren Patienten, tagsüber zu Hause zu sein oder einer Arbeit nachzugehen. Sie werden ärztlich und pflegerisch am Abend bei ihrer Rückkehr in die Klinik betreut;
- das *Wohnheim* und die *Wohngemeinschaft* wurden vor allem für Psychischkranke geschaffen. Es gibt verschiedene Arten der Wohngemeinschaft, je nachdem, ob die Therapie oder die Betreuung im Vordergrund steht. Gemeinsames Ziel ist, den Patienten einen Ort der Geborgenheit zu bieten, wo sie den geeigneten Gesprächspartner für ihre Probleme finden, einen

Ort, von dem aus sie allmählich den Weg zurück in unsere Gesellschaft finden.
Das Wohnheim verfolgt ähnliche Ziele; die Betreuung ist jedoch weniger intensiv;

- das *Tagesheim* ist eine Einrichtung ohne intensive medizinische Betreuung. Der Zweck liegt vor allem darin, Leben und Tagesablauf betagter oder behinderter Menschen sinnvoll zu gestalten;
- die *geschützte Werkstätte* bietet beschränkt arbeitsfähigen Patienten, die aus gesundheitlichen Gründen keiner regulären Arbeit nachgehen können, Beschäftigung und dient dem Wiedereinstieg in ein normales Berufsleben;
- der *geschützte Arbeitsplatz* steht vor allem in Privatbetrieben zur Wiedereingliederung arbeitsfähiger Patienten zur Verfügung; er bietet eine sogenannte Schonphase, in welcher der Arbeitnehmer nicht dem üblichen Leistungsdruck ausgesetzt ist;
- *Patienten-Selbsthilfegruppen* formieren sich auf Initiative von außen oder spontan, meist aus Patienten, die auf Grund ihres Leidens die gleichen Probleme haben. Die Aktivitäten reichen vom Gedankenaustausch über das gemeinsame Erlebnis bis zum Einstehen für gemeinsame Interessen und Rechte in der Öffentlichkeit. Solche Selbsthilfegruppen gibt es zum Beispiel für Alkoholiker, für Invalide (Invalidensport) oder für die Eltern drogenabhängiger Jugendlicher.

Besonders bei Psychischkranken sind diese flexiblen Hospitalisationsformen sehr wichtig.

Zu erwähnen sind auch die oftmals durch Initiative von privater Seite entstandenen Einrichtungen, die Menschen in Krisensituationen offenstehen: zum Beispiel Heime für Jugendliche in Notlagen, für Drogenabhängige oder Auffangstationen für mißhandelte Frauen.

Was die *Unterkünfte für Betagte* anbetrifft, so gibt es auch hier eine ganze Reihe verschiedener Modelle. Interessieren Sie sich dafür, so können Sie bei der Pro Senectute nähere Auskunft verlangen.

Zum Schluß, aber nicht zuletzt, möchte ich auf *Seelsorge* und Seelsorgehilfe hinweisen. Kranke Menschen, ganz besonders aber Sterbende, sollen immer auch dem zuständigen Seelsorger genannt werden, damit er sich einrichten kann auf:

- Krankenbesuche
- Seelsorgegespräche
- Krankenkommunion/Abendmahl
- Gebetshilfe
- Sterbesakramente.

Wer wachen Auges und offenen Ohres in der Begleitung von Kranken und Leidenden steht, wird herausfinden, was ihm hilft, die Aufgabe zu meistern, und auch das, was ihm selbst immer wieder Auftrieb und Durchhaltevermögen geben kann. Wohl muß man selbst das Seine dafür tun. Aber gerade dann erfahren wir oft, daß das, was uns nottut, uns unverhofft auch zufällt:

«*Was auf mich zukommt, kommt mir zu,*
Was mir zukommt, kommt auf mich zu»
(Therese von Lisieux).

Es wird uns dann geholfen, wenn wir etwas *wagen:* mutig, weil da noch eine andere Querverbindung besteht, die in keinem Kompendium für Hilfsinstitutionen aufgezeigt ist. Jeder kennt den Spruch: «Hilf dir selbst, dann hilft dir Gott». Wer in diesem Vertrauen gewachsen ist, wird das Wort von Hilde Domin verstehen:

«*Ich setzte meinen Fuß in die Luft – und sie trug*».

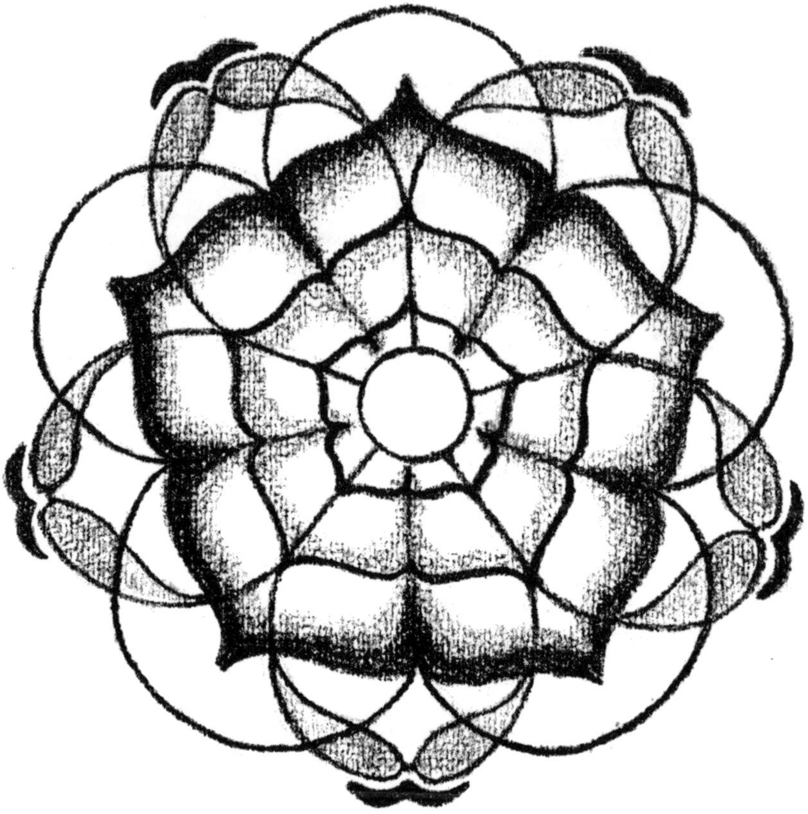

R

Regeneration durch Schlaf und Traum

Wir sind gekommen, um zu schlafen.
Wir sind gekommen, um zu träumen.
Wir sind nicht gekommen,
um auf Erden zu bleiben.

Wie das Gras im Frühling,
so werden unsere Herzen grünen
und werden sich öffnen.
Unser Körper aber ist wie eine Blume,
er verblüht und verwelkt.
Nahnatl (indianisch)

Der Dichter Novalis schrieb über Schlaf und Traum[47]:

Schlummer ist ein Anhalten des höheren Organs – eine Entziehung des geistigen Reizes – des absolut sein wollenden Reizes. Die Willkür ist gehemmt. – Schlaf, Analogon des Todes. Kurzer, aber öfterer Schlaf. Seine restaurierende Wirkung. Es ist ein Zeichen, daß man ordentlich geschlafen hat, wenn man gleich munter ist. Je weniger Schlaf man braucht, desto vollkommener ist man. Eine augenblickliche Unterbrechung stärkt fast mehr als eine lange. Halbes Bewußtsein im Schlafe. Die sonderbaren Traumbilder. Das Leben ein Traum. (Die Zeit verschmilzt die Gegenstände ineinander. Jede Aussicht auf eine Zukunft voll kräftigen, mannigfachen Lebens ist eine Morgenaussicht. Poetische Kurve der Sonne. Das Leben endigt wie der Tag und ein vollkommenes Schauspiel – wehmütig –, aber mit erhabner Hoffnung. Der Abend ist sentimental, wie der Morgen naiv ist. Der Morgen muß streng und geschäftig, der Abend üppig sein. Auch die Arbeit muß gegen Mittag zu wachsen und gegen das Essen zu sich etwas wieder vermindern. Früh keine Gesellschaft. Man ist morgens jung und abends alt. Jeder Abend muß unser Testament finden und unsere Sachen in Ordnung. ---)

Der Schlaf

Schlafen und Schlaflosigkeit spielen eine besondere Rolle in der Begleitung kranker Menschen. Ungefähr jeder vierte Erwachsene und in zunehmendem Maße auch Jugendliche und Kinder leiden nach ärztlicher Schätzung unter Schlafstörungen. Die übliche Abhilfe, Verschreibung von Schlaf- und Beruhigungsmitteln oder Selbsthilfe mit rezeptfreien Medikamenten, bringt auf die Dauer keine Lösung des Problems. Denn so wird allenfalls das Symptom – Schlafmangel – künstlich beseitigt, die eigentliche Ursache aber nur selten behoben.

Es gibt viele Ursachen für Schlafstörungen, die nur schwer aufzudecken sind. Aber nur, wenn wir die Hintergründe herausfinden und wissen, was es ist, das uns nicht schlafen läßt, kann das Übel an der Wurzel gepackt werden.

Bei den Schlafstörungen unterscheiden wir akute und chronische Formen.

Akute Schlafstörungen werden durch eine Erkrankung, durch Fieber oder Schmerzen hervorgerufen. Hier verschwindet die Störung durch direktes Einwirken auf die verursachende Krankheit, durch Schmerzbekämpfung, Senken des Fiebers usw.

Chronische Schlafstörungen, bei denen häufig keine offensichtliche Ursache ausfindig zu machen ist, treten öfter auf und sind schwerer zu behandeln.

Sie erscheinen im wesentlichen als

- *Einschlafstörung:* Wer länger als eine halbe Stunde zum Einschlafen braucht, sollte gezielt auf eine Verbesserung des Einschlafens hinarbeiten.
- *Durchschlafstörung:* hier schläft der Betroffene zwar ein, wird aber während der Nacht immer wieder wach – man spricht dann von «zerhacktem Schlaf».
- *Störungen der Schlaftiefe:* sie äußern sich darin, daß der Schläfer sich herumwälzt, häufig aus dem Schlaf aufschrickt und sich am Morgen wenig erholt, «ganz zerschlagen» fühlt.

Gewöhnlich treten diese Störungen in Mischformen dieser Komponenten auf, mit denen umzugehen noch schwieriger ist als bei den reinen Formen. Letzten Endes kann nur jeder einzelne – für sich selbst oder als Helfer – eingehend nachforschen, wo persönliche Probleme so versteckt liegen, daß sie sich bemerkbar machen müssen, indem sie uns «keine Ruhe lassen».

Mit eine Ursache für das verbreitete Auftreten von Schlafstörungen ist sicher die uns heute selbstverständliche Lebensweise, die sich vom Tag-Nacht-Rhythmus weit entfernt hat. Der Tag läßt sich beliebig in die Nacht hinein verlängern. Das ist nicht ohne Einfluß auf den biologischen Rhythmus des Menschen. Es heißt: der Schlaf vor Mitternacht ist der beste. Wer von Kind an gewöhnt ist, einen einigermaßen regelmäßigen Schlafturnus einzuhalten und ihn nur in Ausnahmefällen zu durchbrechen, hat im allgemeinen weniger Probleme mit dem Schlafen als Menschen, die täglich zu einer anderen Zeit zu Bett gehen und den Schlaf ihren momentanen Wünschen unterordnen. Daß es bereits bei Kindern zu Schlafmangel und Schlafstörungen kommt, ist mit darauf zurückzuführen, daß das strikte Einhalten der Bettzeit im Zuge der antiautoritären Erziehung in den Ruf eines überholten alten Zopfes geraten ist.

Die normale Schlafdauer beträgt beim Erwachsenen 8 bis 9 Stunden, beim Kind je nach Alter 10 bis 12 Stunden. Diesen Schlaf braucht der Mensch, denn er soll sich nicht nur ausruhen, sondern im Schlaf liegt gleichzeitig ein wichtiger Regulator für das gesamte leibliche Befinden des Menschen, hier geschieht Regeneration, die über das Ausschlafen aktueller Müdigkeit hinausreicht.

Diese Regeneration vollzieht sich durch einen aktiven, biologischen Vorgang, in dem – um es kurz und sehr vereinfachend zu sagen – ein charakteristisches Schlafmuster abläuft: es lassen sich fünf Phasen unterscheiden, die gesetzmäßig aneinandergereiht sind: drei Leichtschlafphasen werden geteilt durch zwei Tiefschlafphasen, die alle zusammen fünf Traumphasen entsprechen.

Die eigentliche Schlafforschung, ein verhältnismäßig junger Zweig der medizinischen Forschung, ist zu dem Ergebnis gekommen, daß der Schlaf und die mit ihm verbundenen Abläufe durch «innere – biologische – Uhren» in sogenannten Zeitrhythmen gesteuert werden. Diese Rhythmen zeigen von Mensch zu Mensch leichte individuelle Unterschiede, folgen aber dennoch einem allgemeinen Prinzip. Sie laufen solange problemlos ab, als sie nicht durch störende Einflüsse von innen (Sorgen, Ängste) oder von außen (Lärm, falsche Lebensgewohnheiten) gestört werden.

Wo *Schlafstörungen* auftreten oder chronischer Schlafmangel beobachtet wird, sollten, bevor man zur Tablette greift, zuerst die möglichen Störungsquellen erforscht werden, z. B. anhand der folgenden Checkliste:

Checkliste zur Erforschung von Schlafstörungen

- □ – Ich schlafe zu wenig (7 Stunden oder weniger)
- □ + ich schlafe genug (8 Stunden oder mehr)
- □ + ich nehme die letzte Hauptmahlzeit spätestens 4 Stunden vor dem Schlafengehen ein
- □ – ich nehme die letzte Hauptmahlzeit weniger als 4 Stunden vor dem Schlafengehen ein
- □ – ich esse zwischen Abendessen und Schlafengehen zusätzlich – es ist falsch, den Magen, womit auch immer, zu belasten
- □ + erlaubt ist allenfalls etwas frisches Obst
- □ – ich trinke nach dem Abendessen noch Alkohol – von Ausnahmefällen abgesehen, sollte das unterlassen werden
- □ + ich rauche nicht (Nikotin als Nervenstimulans schadet dem Schlaf)
- □ – ich rauche; je höher der Nikotinkonsum, desto mehr wird das Schlafzentrum negativ beeinflußt
- □ + ich unternehme abends einen kurzen, aber kräftigen Fußmarsch (durchatmen, körperliche Beanspruchung, geistiger Abstand vom Tage)
- □ + das Schlafzimmer ist gut gelüftet und nicht zu warm (unter 18 °C)
- □ + friedliches Abschließen des Tages und Ausklingen des Abends (Sammlung, Rückblick auf Positiva und Negativa des Tages, Abendgebet)
- □ + keine aufregende Fernsehsendung vor dem Schlafen.

Aus den Feldern, die Sie für sich angekreuzt haben, können Sie ersehen, welche Gewohnheiten Ihrem Schlaf abträglich sind (–) und welche schlaffördernd sind (+). Indem Sie Konsequenzen aus diesen Erkenntnissen ziehen, können Sie Ihrem Schlafzentrum zu Hilfe kommen.

Schlafstörungen sind meist auch mitbedingt von inneren Unruhezuständen. Hier kann in vielen Fällen autogenes Training[48] zur Abhilfe beitragen.

Ziel des Autogenen Trainings ist die individuelle und persönliche Schlaf-Programmierung zum leichteren Einschlafen und besseren Durchschlafen. Der angebotene Grundtext (siehe Beispiel im Kasten) sollte deshalb durch eigene positive Verstärkungen ergänzt werden. Dazu eignen sich kurze und klare Sätze nach dem Muster der folgenden:

- alle Gedanken sind gleichgültig – ich schalte ab
- ich schlafe bald ein
- ich schlafe tief und ruhig ohne Sorgen (Angst, Schmerzen)
- ich schlafe diese Nacht ruhig und entspannt
- ich schlafe durch bis morgen früh
- ich schlafe ganz von selbst
- am Morgen bin ich ausgeschlafen und ruhig
  usw.

Die Sätze müssen langsam gesprochen (ein Tonband eignet sich dazu) und 3- bis 4mal wiederholt werden. Die ganze Übungseinheit sollte etwa 15 bis 20 Minuten in Anspruch nehmen.

Grundtext zur autogenen Trainingsmethode[48], der nach individuellem Bedarf verändert und ergänzt werden kann

Ich werde ruhig
- Mein Körper ruht
- Arme und Beine ruhen
- Arme und Beine sind schwer
- Es ist die Zeit der Ruhe
- Mein ganzer Körper wird getragen
- Die Kraft, die mich trägt, fließt in meinen Körper
- Ich fühle mich wohl

Ich bin müde
- Arme und Beine durchströmt eine wohlige, warme Müdigkeit
- Die Atmung schwingt in ganz weichen Wellen
- Der ganze Leib strömt warm
- Ich fühle mich von diesen Wellen getragen
- Die Gedanken verschwinden wie in einem weichen Nebel
- Alles versinkt, ich bin müde
- Immer müder

Es schläft
- Die Kraft, die mich trägt, umfängt mich ganz
- Ich ruhe in Geborgenheit
- Die Gedanken verschwimmen ganz in einem Nebel
- Es schläft
- Es ist dunkle Nacht

Wenn Sie diese Übung mit einem Kranken machen, dämpfen Sie das Licht und sorgen Sie dafür, daß er anschließend nicht mehr gestört wird. Beendigen Sie die Übung so, daß er nach der Übungszeit zwar aus der Entspannung und Verinnerlichung wieder heraustreten kann, aber vermeiden Sie alles, was ihn wieder beunruhigen oder unnötig aufschrecken könnte.

Was hilft noch?

- Tun Sie täglich für sich selbst und für Ihren Körper etwas Gutes.
- Schlafen Sie bei mehr oder weniger geöffnetem Fenster.
- Sorgen Sie für ein schlafgerechtes Bett: gute Matratze, keine schweren Decken, möglichst kein Kunststoff.
- Elektrische Leitungen und Wasserrohre können eine Belastung darstellen. Sie sollten nicht zu nah am Kopf des Schläfers verlaufen.
- Evtl. das Bett umstellen, eine andere Stelle im Raum erproben.

- Ein kaltes Fußbad wirkt gegen hohen Druck im Blutkreislauf: eine Minute lang die Füße kniehoch in kaltes Wasser stellen.
- Bei kalten Füßen hilft ein Wechselbad: je ein Eimer mit kaltem und mit 40° warmem Wasser – zuerst die Füße 3–5 Min. in das heisse, dann 1 Minute in kaltes Wasser stellen.
- Bei Durchschlafstörungen naßkalte Fußwickel (bei kalten Füßen heisse): ein Paar wollene (nicht triefend) nasse Kniestrümpfe anziehen, darüber ein Paar trockene, die Beine so in eine (möglichst naturwollene) Decke einschlagen. Die Socken können die ganze Nacht belassen werden, sofern sie nicht von selbst abgestreift werden.
- 1–2mal wöchentlich ein abendliches Bad mit Baldrian-, Hopfen- oder Heublumensubstanz: 15 Min. bei 33–38 °C, je nach Verträglichkeit. Alle Wasseranwendungen bewirken Entlastung des Kopfes und des Nervensystems, indem das Blut vom Kopf in die Beine abgezogen wird.
- Natürliche Einschlafmittel, die zusätzlich genommen werden dürfen: Beruhigungs- oder Schlaftee, Baldriantropfen (20–30 Tr. auf ein Stück Zucker).

Alle diese Mittel sind als Krücken gedacht, die nach einigen Wochen wieder weggelassen werden können, wenn durch Änderung der Schlafgewohnheiten und/oder der Lebensweise die Schlafprobleme abgebaut sind.

Der Traum

Der Traum ist ein großes Geheimnis, das bis jetzt auch von der Schlaf- und Traumforschung nicht gelüftet worden ist. Er ist ein elementarer Bestandteil der menschlichen Existenz, der in allen Kulturen eigenen Niederschlag findet. Bei manchen Indianerstämmen sind die Träume der Stammesangehörigen Gemeineigentum des Stammes; sie werden öffentlich erzählt und im Gemeinschaftsleben berücksichtigt. Auch in der Bibel spielt der Traum eine große Rolle.

Dem vom wissenschaftlich-technischen Zeitalter geprägten Menschen scheint der Traum abhanden gekommen zu sein. Vom Traum wird gesprochen als von «Gottes vergessener Sprache».

Jeder Mensch träumt. Aber nicht jeder erinnert sich, daß er geträumt hat. Die moderne Traumforschung hat nachgewiesen, daß das Träumen lebensnotwendig ist – genau wie der Schlaf selbst –, um das gesunde Zusammenspiel aller leiblich-seelisch-geistigen Funktionen zu erhalten. Im Traum werden Konflikte bearbeitet, Probleme aufgezeigt und Lösungen angedeutet, schöpferische Kräfte freigesetzt. Man denke an das Wort: «Den Seinen gibt's der Herr im Schlafe.» Nicht umsonst hat der Traum in der Kunst – Dichtung ebenso wie Malerei und Musik – große Bedeutung.

Kranke Menschen und solche in Krisensituationen oder in Todesnähe haben oft ein intensives Traumleben. Es ist sinnvoll, wenn der Begleitende dies mit wahrnimmt, denn wichtige Träume wollen erzählt, gehört und letztlich verstanden werden. Wenn der Träumer einen Traum, der ihn sehr bewegt, am Morgen erzählen kann, wenn ihm jemand zuhört, der nicht gleich eigene Deutung einbringen will, findet der Träumer selbst am besten die Deutung oder Bedeutung; sie «fällt ihm ein», und sie kann ihm helfen, einen Aspekt seines augenblicklichen Lebens, zu dem er keinen Zugang hatte, zu erhellen und so seine Situation besser zu verstehen und damit umzugehen.

Träume als Bildersprache des Unbewußten (unserer Seelentiefe) erhalten verschlüsselte Botschaften an uns selbst. Ein Traum, der nicht beachtet wird, kann mit einem Brief verglichen werden, den man nicht liest. Träume erinnern hieße also die Briefe, die wir erhalten, auch zu lesen. Wer sich an seine Träume nicht oder schwer erinnern kann, hat die Möglichkeit, seine Traumerinnerung bewußt zu trainieren. Mit der Erinnerung wächst allmählich dann der Zugang zum Inhalt der Träume. Immer hängen sie zusammen mit unserem eigenen, ganz persönlichen Leben, enthalten unbewältigte Tagesreste, verdrängte Wahrheiten und ungelöste Konflikte. Sie sind der individuellste Ausdruck unseres Lebens. Es sind ganz seltene und sehr bemerkenswerte Ausnahmen, wenn zwei Menschen (meist sind es Menschen, die in einer engen inneren Verbindung stehen) den gleichen Traum haben. Auch «sieht» den Traum ja nur der Träumer selbst; er kann ihn erzählen, aber vorzeigen kann er ihn nicht. Es bleibt immer ein Rest, den nur er selbst kennt.

Als *Hilfe zur Traumerinnerung* folgt hier eine Checkliste:

Übungsprogramm für die Traumerinnerung
(adaptiert an Feyler[49])

- Schließen Sie mit Ihrer eigenen «inneren Traumkraft» einen Vertrag – das ist der erste Schritt, eigene Träume wieder ernst zu nehmen und mit ihnen umzugehen.
- Träume brauchen unsere Erinnerungsbereitschaft und wollen unmittelbar festgehalten werden. Sie verflüchtigen sich im Handumdrehen.
- Sie können Ihre Traumkraft durch Ihre Wunschkraft beeinflussen; wünschen Sie sich Träume, ja, bitten Sie darum.
- Wiederkehrende Träume, solche mit ähnlichem Inhalt oder Alpträume wollen besonders beachtet werden. Sie deuten auf ungelöste Konflikte hin und bieten Ihnen Anhaltspunkte für Lösungen an, die Ihrer inneren Situation entsprechen.
- Nehmen Sie Ihre Träume ernst. Suchen Sie nach Ähnlichem oder Verwandtem in Ihrem Leben, in Ihrer jetzigen Situation.
- Fragen Sie sich, wie dieser Traum in Ihre gegenwärtige Lebenslage hineinpaßt und meditieren Sie die Bilder und Personen, die darin auftauchen: was wollen sie Ihnen sagen, nahelegen? Womit könnte die Botschaft zusammenhängen?
- Halten Sie Ihre Träume fest, notieren oder malen Sie sie. Indem Sie das tun, werden Sie der Bedeutung näherkommen. Dann sind Träume «keine Schäume» mehr, sondern Lebenshilfe aus Ihrem eigenen Inneren. Oft enthüllt sich der Sinn eines Traumes erst viel später und öffnet dann auch den Zugang zu anderen nicht ausgedeuteten Träumen.

Diese Ausführungen können nicht mehr sein als ein kleiner Anstoß, sich dem Komplex Traum überhaupt zuzuwenden. Wer sich eingehender mit dem Traum beschäftigen möchte, findet eine sehr umfangreiche Spezial-Literatur[50].

Ein Abendgebet

Gott, nun kehr ich heim zu mir,
Gott, nun kehr ich heim zu dir.
Des Tages Stunden,
des Tages Wunden,
all seine Weiten
und Armseligkeiten
leg ich in deine Hände hinein:
Ganz wie ich bin, bin ich dein.

Und willst du mich fragen,
was ich ward,
so muß ich klagen:
Mein Herz ist noch hart,
zu wenig gegründet und gereift
in deine Güte und Liebe hinein;
doch wie ich bin, so bin ich dein.

Gott, hilf mir weiter, die Zeit vergeht.
Hilf mir lieben, früh und spät.
Hilf mir leben, ein Tag ist vorbei.
Gib Gnade, daß ich morgen
besser als heute sei.
Amen.

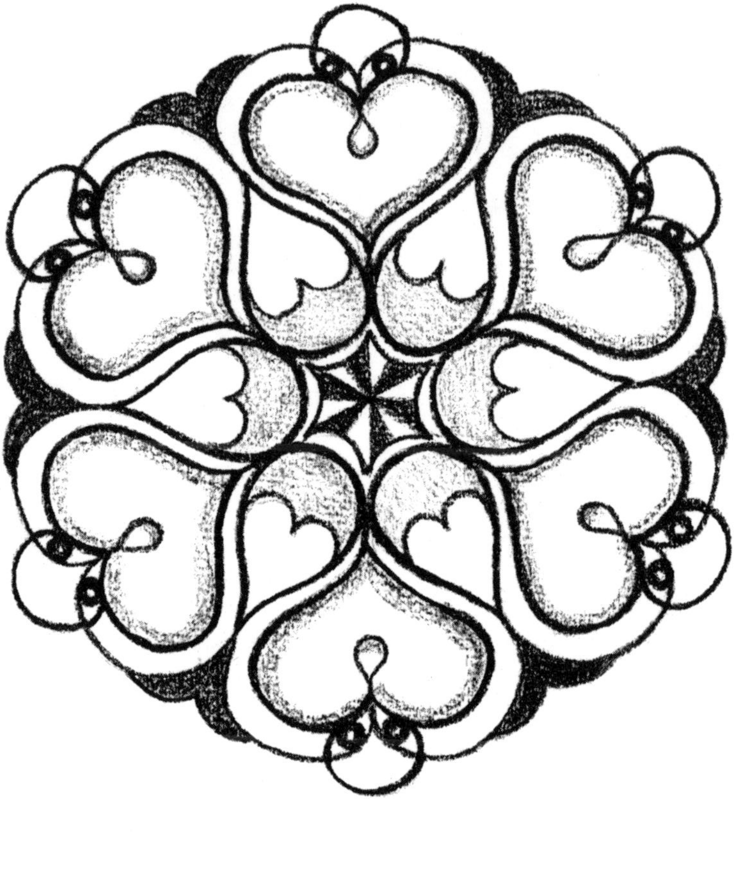

S

Schäden verhüten

Als du jünger warst,
gürtetest du dich selbst
und wandeltest,
wo du hinwolltest;
wenn du aber alt wirst,
wirst du deine Hände ausstrecken,
und ein anderer wird dich gürten
und führen, wo du nicht hinwillst.
Joh. 21, 18

Schäden verhüten, für Sicherheit sorgen – das ist eine der verantwortlichsten Aufgaben in der Krankenpflege. Der Sicherheitsfaktor erstreckt sich, wie in Haushalt und Beruf, auf fast alle Tätigkeiten und Situationen im Pflegealltag.

Das Sicherheitsbedürfnis ist ein Grundbedürfnis des Menschen. Es umfaßt nicht nur die Sicherheit als solche, sondern auch Aspekte wie Geborgenheit, Schutz, Angstfreiheit, Stabilität, Verläßlichkeit, Ordnung, Gesetzlichkeit usw.

Das sich sicher fühlen, ermöglicht es den Menschen, sich auf die Welt und die Mitmenschen einzulassen, Vertrauen aufzubauen und auf die Werte, die Sicherheit geben, zu vertrauen.

Dieses Sicherheitsgefühl braucht auch der *Kranke,* um sich in seiner Krankheit anzunehmen und in der Abhängigkeit sich nicht fallen zu lassen. Der *Sterbende,* der das Leben loslassen, der *alles* lassen muß, der sich der äußersten Unsicherheit gegenübersieht, bedarf, um diesen Schritt zu wagen, der Geborgenheit und Sicherheit in der Beziehung zu dem, der ihn begleitet. Wir selbst, die wir ihn zu begleiten haben, können in dem Maße helfen und Vertrauen bewirken, als wir selbst in uns gefestigt sind, Sicherheit in uns selbst haben, in Selbstvertrauen unsere Möglichkeiten wie unsere Grenzen sehen und uns beides auch wirklich zugestehen.

Sicherheit läßt wachsen und gedeihen, unterstützt den Selbstwert und das Selbstbewußtsein des einzelnen und ermöglicht Zusammenleben, das von Einengung frei ist.

Die Vorbemerkungen deuten an, wie essentiell Sicherheit für den Menschen ist. Unser Sicherheitsbedürfnis reicht von der physisch-körperlichen über die soziale bis zur geistig-seelischen Ebene; es gibt keinen Bereich des Lebens, in dem es sich ausklammern ließe. Deshalb gibt es in allen Lebensbereichen vorgegebene Reaktionsmuster, die uns helfen sollen, der Unsicherheit, die uns immer und überall bedroht, vorzubeugen und zu begegnen.

So dienen auch auf dem *Gebiet der Pflege* besondere *Sicherheits- und Schutzmaßnahmen* der Verhütung von Verlust an Sicherheit. Es sind hier vor allem diese von Bedeutung:

1. Verhüten von körperlichen Schäden beim Patienten, denen er infolge Bettlägerigkeit oder aufgrund des reduzierten Allge-

meinzustandes ausgesetzt ist, wie Zweiterkrankungen (unten) Unfälle (aus dem Bett fallen unruhiger Patienten) usw.

2. Verhüten von Schäden durch Medikamente und unsachgemäße Krankenbehandlung z.B. im Umgang mit Kälte- und Wärmeanwendungen (Verbrennungsgefahr bei Heizkissen, Lichtquellen u.a.).
3. Verhüten von Schäden bei der Pflegeperson durch die körperliche Beanspruchung in der Pflege, z. B. Rückenschäden infolge unsachgemäßen Hebens oder Tragens.

Zu 1: Verhüten von körperlichen Schäden beim Patienten

Wir wissen alle aus eigener Erfahrung: «Wer viel befürchtet, zieht das Befürchtete an.» Dies gilt auch in der Sorge für andere Menschen. Trotzdem müssen wir wissen, welche Gefahren und Komplikationen (Zweit- und Folgeerkrankungen) entstehen können, um ihnen nach Kräften vorzubeugen. Die wichtigsten Komplikationen, die bei längerer Bettlägerigkeit eintreten können, sind:

- das Durchliegen (der Dekubitus oder das Druckgeschwür)
- die Lungenentzündung (Pneumonie)
- die Venenentzündung (Thrombose).

Das Durchliegen – der Dekubitus

Die Gefahr des Durchliegens besteht immer dann, wenn durch langes Liegen der Druck auf die Auflagestellen zu groß ist, oder die Haut infolge von Mangelernährung oder schlechter Durchblutung sehr empfindlich geworden ist.

Als Auflagestellen bezeichnet man die Stellen, an denen der Knochen direkt unter der Haut liegt, wie bei der Ohrmuschel, der Wirbelsäule, den Schultern, dem Ellenbogen, dem Steißbein (Gesäß), den Hüften, Knien und Fersen. Diese Stellen sind ständig genau zu kontrollieren und bedürfen einer besonderen Pflege. Überdurchschnittlich gefährdet sind Zuckerkranke, Patienten mit Kreislaufkrankheiten (Herzpatienten) und Lähmungen, sowie ältere Menschen ganz allgemein.

Verhütungs-Maßnahmen

- *Gute Hautpflege:* Sorge für saubere und trockene Haut. Die gefährdeten Stellen früh genug (prophylaktisch) einreiben mit Haut-Tonikum, Heilsalbe, fettender Salbe; das Einreiben belebt die Haut, schützt sie und fördert die Durchblutung.
- *Weichlagerung*: die Unterlage muß selbstverständlich immer sauber und trocken sein. Zur Weichlagerung eignet sich das *Schaf-Fell* (auf dem der Patient ohne Laken liegt), das *Wasserkissen* (mit Wasser gefüllte Gummikissen) oder spezielle *Anti-Dekubitus-Kissen und Matratzen.* Das Schaf-Fell wird meist privat angeschafft, die anderen Pflegehilfsmittel sind u. U. über die Krankenmobiliar-Zentrale erhältlich.
- *Aufstehen- und Bewegen-Lassen:* in der Bewegung liegt die beste Prophylaxe. Unter allen Umständen sollte davon Gebrauch gemacht werden, solange es nur irgend möglich ist. Bettlägerige Patienten werden regelmäßig umgebettet: Seitenlage, evtl. auch Bauchlage. Stabile Lagerung wird durch Einbetten von Kissen erreicht.
- *Gute Ernährung:* ausgewogene Mischkost, aber unter Betonung von Eiweiß- und Vitaminzufuhr. Genügend Flüßigkeit ist wichtig.

Treten, was nicht immer zu vermeiden ist, trotz dieser Maßnahmen Rötung oder Hautschäden auf, soll dies sofort dem Arzt und/oder der Krankenschwester gemeldet werden. Der Dekubitus bedarf einer intensiven und gezielten Behandlung.

Lungenentzündung - Pneumonie

Die Lungenentzündung ist heute nicht mehr so gefürchtet wie vor der Zeit der Antibiotika. Trotzdem verursacht sie auch heute noch, besonders bei älteren Menschen, viele Todesfälle.

Längere Bettlägerigkeit bringt eine Abflachung der Atmung mit sich. Dadurch wird die Lunge schlechter durchblutet und weniger durchlüftet. Es sammelt sich vermehrt Sekret an, das liegen bleibt und den Boden für die Entzündung liefert.

Verhütungs-Maßnahmen

- *Die Atmung* anregen: der Patient soll mehrmals am Tag tief ein- und ausatmen – möglichst bei offenem Fenster. Eine weitere anregende Maßnahme ist das Einreiben des Rückens mit kühlem Haut-Tonikum, wie auch das Abklopfen des Rückens in der Lungengegend mit den Handkanten.
- *Befeuchten der Zimmerluft:* gut ist ein Luftbefeuchter, der u. U. vom Arzt verordnet werden kann. Gleichmäßige Luftfeuchtigkeit wird auch erreicht durch das Aufhängen feuchter Frottiertücher im Raum. Auch Inhalieren hilft (Inhalations-Apparate können ausgeliehen werden).

Venenentzündung – Thrombose

Bei längerem Liegen, insbesondere bei adipösen (übergewichtigen) Menschen, tritt sie immer wieder auf.

Anzeichen sind: Schmerzen in den Beinen (ein- oder beidseitig), evtl. auch in den Fußsohlen; Wärmezunahme, u. U. auch Schwellung im Bein; allgemeiner Temperaturanstieg.

Es ist sofort der Arzt zu verständigen. Er wird Bettruhe und entzündungshemmende Wickel (Alkohol 30%, essigsaure Tonerde) verordnen.

Verhütungs-Maßnahmen

- Bewegen der Beine, Beingymnastik
- Aufstehen, so früh, so oft und so viel wie möglich (evtl. Gummistrümpfe überziehen).

Zu 2: Verhüten von Schäden durch Medikamente

Es kann hier nicht die Rede sein von der Verhütung der Nebenwirkungen, die durch die Einnahme von Medikamenten auftreten können. Dieser Aspekt betrifft die Verschreibung überhaupt und die Dosierung, die unter Abwägung aller Für und Wider vom Arzt angeordnet wird.

Bei der Pflege zuhause treten Schäden durch Medikamente ein infolge von unsachgemäßer Aufbewahrung und falscher Anwendung von Medikamenten, aber auch von Desinfektions-, Einreibe- und praktisch allen Pflegemitteln.

Aufbewahrung: Wo Kinder im Haushalt sind, müssen alle derartigen Stoffe verschlossen aufbewahrt werden.

Aufbewahrungsort: die Hausapotheke; Vorschriften über kühle Lagerung (Kühlschrank) und Schutz vor Wärme (über 20 oder 25 °C) sind zu beachten.

Anwendung: Verabreichungsart (in Wasser, auf Zucker, schlukken, kauen) und Zeit der Einnahme (Uhrzeit, vor od. nach dem Essen) müssen eingehalten werden, wie vom Arzt oder Hersteller empfohlen; Dosierung und Konzentration dürfen nicht eigenmächtig abgeändert werden.

Spritzen (Injektionen) werden im Normalfall vom Arzt oder der Krankenschwester gegeben. Eine Ausnahme ist die Insulinspritze, deren Verabreichung vom Patienten oder von seinen Angehörigen erlernt werden kann.

Reaktionen auf Medikamente sind sofort dem Arzt zu melden (Hautausschläge, Übelkeit, Bewußtseinsveränderung usw.). Das gleiche gilt, wenn aus irgendeinem Grund ein Fehler in der Dosierung vorgefallen ist.

Nicht mehr benötigte Medikamente sollen in die Apotheke zurückgegeben werden. Auf keinen Fall gehören sie in den normalen Hausmüll! Ebensowenig in die Hausapotheke, um sie bei einer nächsten Erkrankung bzw. bei einem andern Familienangehörigen wieder zu verwenden. (Was dem einen nützt, kann dem andern schaden!)

Zu 3: Verhüten von Schäden bei der Pflegeperson

Wer Kranke zu pflegen hat, nimmt körperliche Belastungen auf sich und muß für *Ausgleich* und *gute Arbeitstechnik* sorgen, um seine eigene Gesundheit nicht zu gefährden und den Rücken, der durch Heben beansprucht wird, zu schonen.

Als *Ausgleich* ist Muskeltraining durch einfache Lockerungs- und Kräftigungsübungen zu empfehlen: Gymnastik, Trimmpfad-Laufen, Schwimmen, Jogging usw.

Rückenschonende Arbeitweise und Arbeitshaltung basiert auf den einfachen Grundsätzen:

- hebe richtig – schone deinen Rücken
- trage richtig – vermeide ermüdende Haltearbeit
- stehe richtig – vermeide unnatürliche Arbeitshaltung
- sitze richtig – vermeide Verkrampfung und Ermüdung.

Praktisch heißt das, daß:

- Hilfsmittel eingesetzt werden, wo immer dies möglich und sinnvoll ist. Man informiere sich bei der Krankenschwester über Hilfseinrichtungen zum Heben, wie Patienten-Lifter, u.a;
- der Rücken besonderer Beachtung bedarf. Bei einer körperlich anspruchsvollen Pflege ist es wichtig, daß man sich eine gerade Haltung der Wirbelsäule angewöhnt (beim Sitzen, Stehen, Gehen und Bücken). Die Abbildung Seite 198/199 zeigt anschaulich die wichtigsten Gesetze des Hebens und Tragens zur Verhütung von Rückenschäden.[51]

Es ist im Interesse des reibungslosen Verlaufs einer Pflege zu Hause sehr wichtig, daß wir alle Maßnahmen, die uns zur Verhütung von Schäden zur Verfügung stehen, kennenlernen, einüben und verantwortlich durchführen. Richtig angewandt, geben sie uns ein hohes Maß an Sicherheit in unserem Tun und dem Patienten und der Familie den Schutz, den sie brauchen.

Trotz aller Bemühungen um Sicherheit muß man wissen, daß es die *letzte Sicherheit* nicht gibt. Unvorhergesehenes ereignet sich immer wieder, wir können nur zur Vorbeugung das Unsere tun: nicht mehr als das, was uns *möglich* ist. Was über unsere Möglichkeiten und Grenzen hinausgeht, das können wir nur überlassen, anheimstellen, im Sinne eines Wortes von Luise Rinser:

«Sicherheit?
Sicherheit gibt es nicht,
es gibt nur das Vertrauen.»

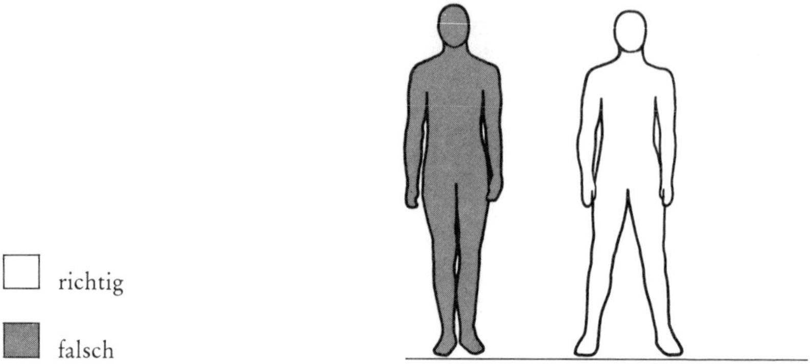

Standfläche vergrößern durch Schritt- oder Grätschstellung

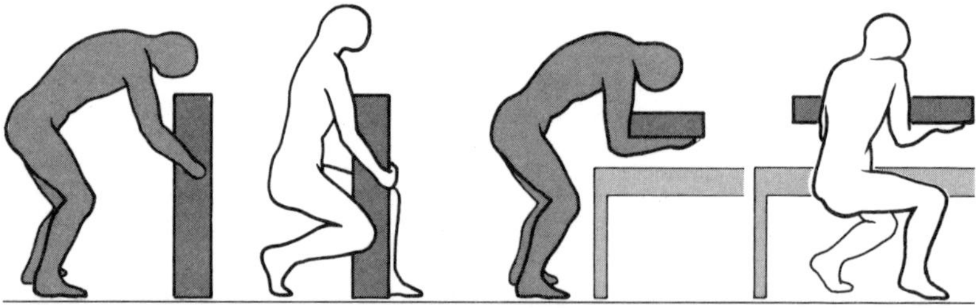

Last nahe an den Körper nehmen, d.h. Schwerpunkt der Last möglichst senkrecht über den Füßen

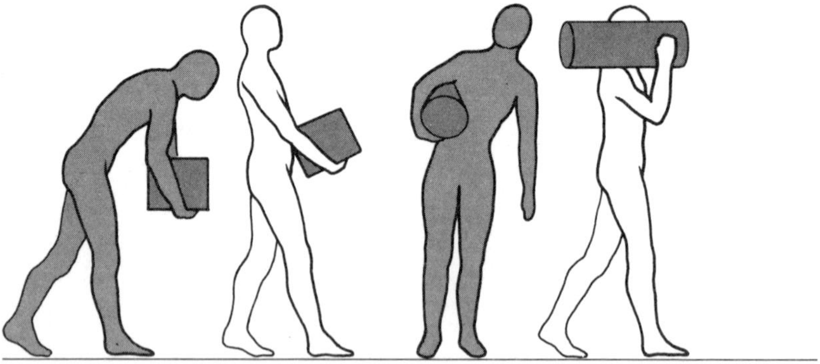

Last nahe an den Körper nehmen (wie oben)

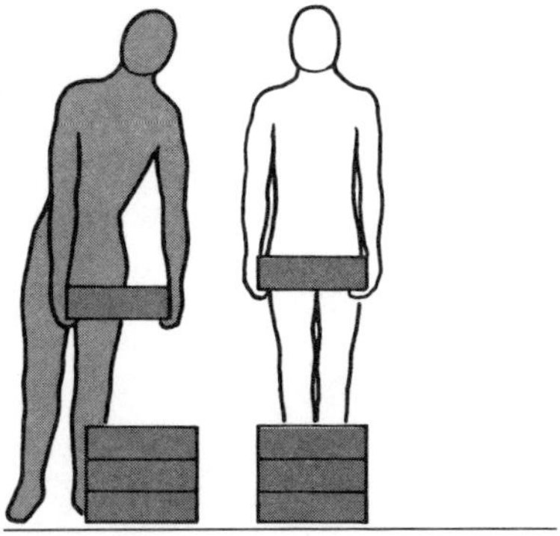

Verdrehen der Wirbelsäule unterlaßen. Man stehe immer frontal zur Last.

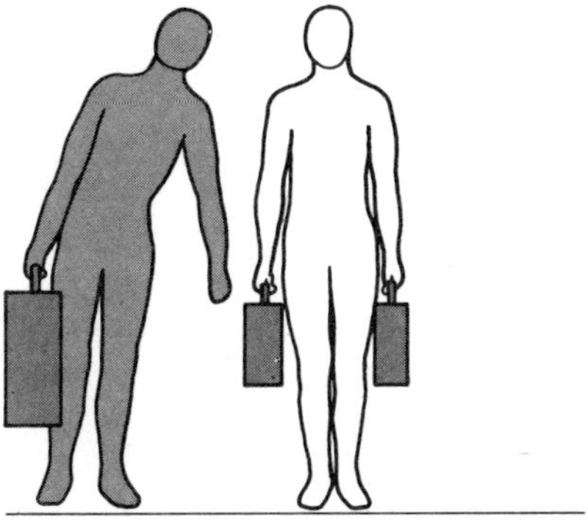

Last gleichmäßig verteilen (links und rechts)

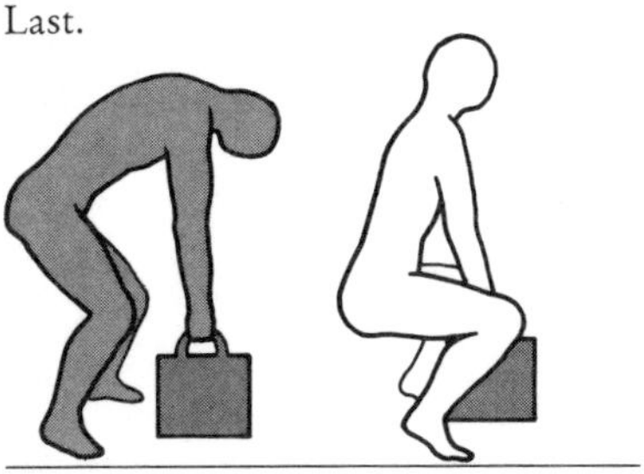

Gerader Rücken (kein Katzenbuckel) und steiler Oberkörper. Knie- und Hüftgelenk betätigen, evtl. Hockstellung einnehmen. Anspannen der Bauch- und Rückenmuskulatur.

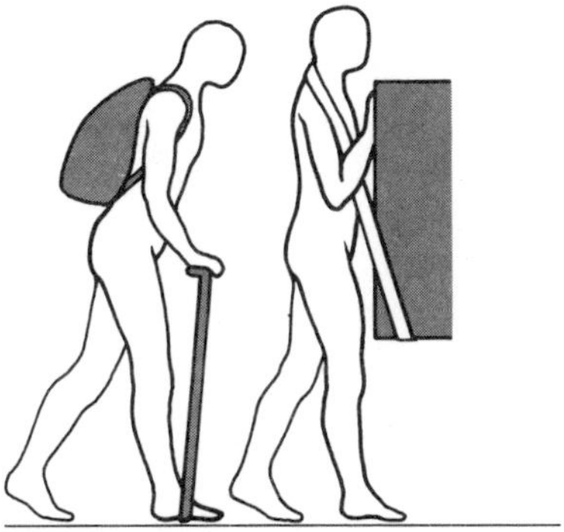

Bei jeder Muskelarbeit den Körper abstützen (die freie Hand gebrauchen)

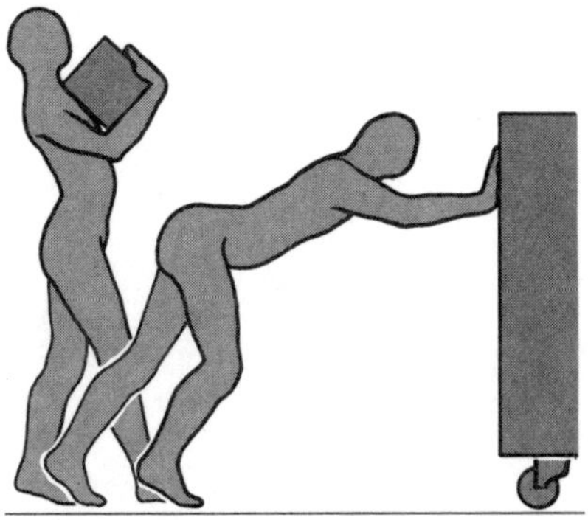

Gefährliche Hohlkreuzhaltung vermeiden

Aus: L. Juchli.: Krankenpflege, 4. Aufl. (Thieme, Stuttgart 1983).

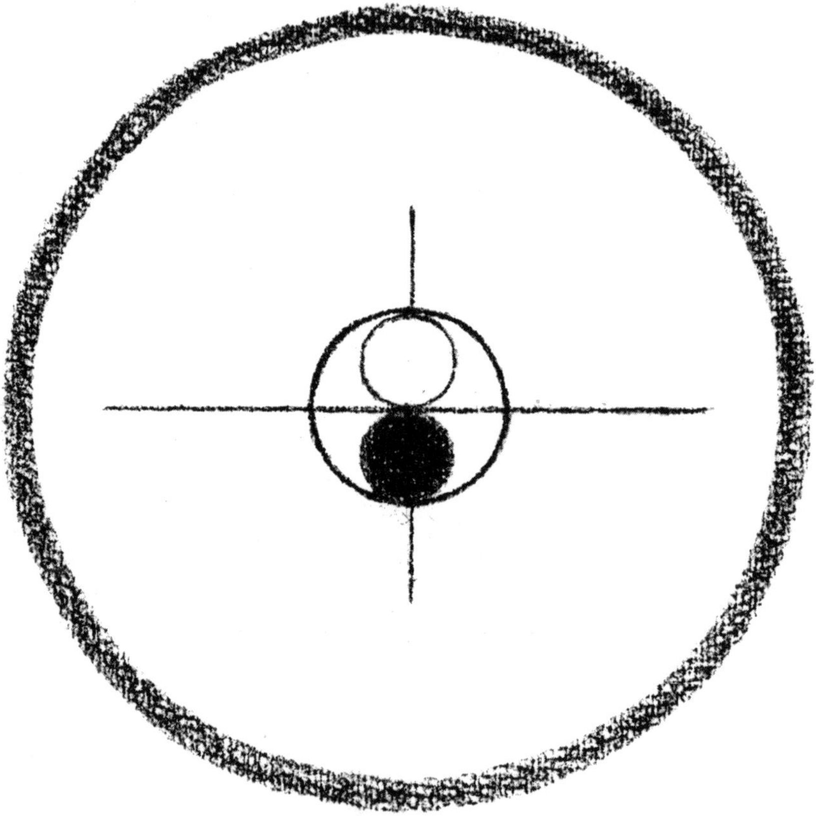

T

Tod und Sterben

So ihr wahrhaftig den Geist des Todes erschauen wollet, öffnet weit euer Herz dem Leibe des Lebens.
Denn Leben und Tod sind eins, so wie Fluß und Meer eins sind.
In der Tiefe eures Hoffens und Wollens liegt euer stillschweigendes Wissen um das Jenseits;
Und dem Samen gleich, der unter dem Schnee träumet, so träumt euer Herz von dem Lenze.
Trauet euren Träumen, denn das Tor der Ewigkeit ist darin verborgen.
Kahlil Gibran

Karl Rahner[52] schrieb einmal an einen Freund:

«Totsein ist schön. Aber das Sterben ist es nicht. Und darum sollte man so lang leben (leben!), daß man nicht so lang zu sterben braucht».

Es ist mehr das Sterben als der Tod, das angst macht. Der Tod ist das Unbekannte, das Geheimnis, so unbekannt, daß die konkrete Angst weniger dort ihren Angelpunkt findet als am Sterben, von dem wir erfahren haben, daß es schmerzvoll und schwer sein kann.

Sterben ist im Wechselspiel der Polarität des Lebens der Gegenpol zur Geburt. Wie das Geboren-werden gehört das Sterben zum Leben, ist Teil des Lebens. Der Tod ist eines *gelebten* Lebens Ernst und Erfüllung. Die Begleitung Sterbender ist deshalb keine Aufgabe am Tod, sondern eine Aufgabe am Leben, vielleicht eine der wichtigsten überhaupt.

«Erst da ich sterbe, spüre ich, daß ich bin,»

schrieb Hugo v. Hofmannsthal. Und Rilke:

«Wenn jemand stirbt, nicht das allein ist Tod. Tod ist, wenn einer lebt und es nicht weiß».

Der Philosoph Blaise Pascal sah die Beziehung von Tod und Sterben so:

«Alles, was ich weiß, ist, daß ich bald sterben werde, aber was der Tod selber ist, den zu vermeiden ich nicht wissen werde, das weiß ich am wenigsten.»

Wie eng Tod und Leben miteinander verflochten sind, zeigt sich unter anderem in der Wiederentdeckung des Todes, die in den letzten Jahren Hand in Hand ging mit einer neuen Besinnung auf die Grundlagen unseres Lebens überhaupt. Das dem Tode angehängte Tabu «darüber spricht man nicht» scheint durchbrochen zu sein, denn die Fülle an Literatur über den Tod ist unübersehbar. Da es in der Hauskrankenpflege in erster Linie für den Pflegenden darum geht, einer Sterbebegleitung gewachsen zu sein, übernehme ich dieses Kapitel aus meinem früheren Buch «Sein und Handeln»[53], dem in diesem Zusammenhang nichts Neues hinzuzufügen ist.

Dem Sterben und der Auseinandersetzung mit dem Sterben wohnt diese zweifache Erfahrung inne: Gedanken über den Tod und Erfahrungen mit dem Sterben können Schrecken und Angst auslösen, wir suchen vergebens nach Sinn, fühlen uns ausgeliefert, hilflos, ohnmächtig. Aber an den Tod denken, an das eigene Sterben oder das eines anderen Menschen, kann auch zutiefst bereichern. Wir erfahren dann eine Dimension, die die Nöte des Alltags übersteigt, wir bekommen Distanz und fühlen uns der immanenten, das heißt der uns innewohnenden Transzendenz nahe und zugehörig.

Keiner kann sagen, daß er die Thematik von Sterben und Tod ein für allemal bewältigt hätte. Keine noch so intensive Auseinandersetzung kann uns eine endgültige Antwort geben. Alle Antworten sind immer Zeit-Antworten. Das zeigt uns, wie sehr Sterben und Tod zusammenhängen mit unserer individuellen Gestimmtheit, mit der erreichten Reife, mit unserer Bereitschaft, uns dem Prozeß des «Stirb und Werde» zu stellen. Trotzdem gilt, daß die echte und ernste Beschäftigung mit dem Tod unser Dasein letztlich bereichert. In unserer Begegnung mit dem Sterben und der Auseinandersetzung mit dem Tod werden wir sensibilisiert, feinfühlig und hellhörig für die Signale des Sterbens, die uns selbst oder unsere Mitmenschen angehen. Es braucht sich dabei noch gar nicht um den «letzten Tod» zu handeln. Das Leben als Gegenpol zum Tod gibt uns genügend Gelegenheiten, uns mit dem «kleinen Tod des Alltags» zu befassen: dem *Loslassen:* Loslassen ist das Gegenteil von Festhalten. Wer das Loslassen nicht einübt, kann nicht sterben und kann keine Sterbebegleitung geben, sagt Elisabeth Kübler-Ross. Solange wir im Umgang mit Sterbenden, wie in der Auseinandersetzung mit dem eigenen Tod, Getriebene sind, sei es vom Bedrohtsein, von der Angst oder der Furcht, können wir das Sterben gar nicht zulassen. Auch können infolge solcher Verstellungen Wahrnehmung, Zuwendung und bewußte Auseinandersetzung nicht möglich werden. Dabei sind gerade diese Werte in der Sterbebegleitung unabdingbare Voraussetzung. Man kann weder mit dem Willen noch mit dem Intellekt einem Sterbenden Hilfe leisten: sie können ihn nicht erreichen, können die Distanz nicht überwinden, die das Sterben vom Leben trennt. Handlungen oder Worte, die nur vom Verstand oder vom Wollen diktiert sind, können zwar seinem Körper Hilfe leisten:

exakt beobachten, zweckmäßige Handreichungen vornehmen, Gefahren abwenden. Der Mensch als Geist-Seele-Leib-Einheit bleibt aber letztlich unerfaßt.

Sterben ist ein Geschehen, das die *Seinsebene* betrifft. Sterbebegleitung *muß* auf dieser Seinsebene geschehen – es geht dabei für den Sterbenden um die Frage nach dem Sinn des Seins, des Selbst-Seins, des Person-Seins, für den Begleitenden um Haltungen wie Da-Sein, Gegen-Über-Sein, Mit-Sein. Damit haben wir uns einem Grundanliegen genähert, das uns durch alle Themen dieses Buches begleitet: *dem Sein.* «Ich pflege als der, der ich bin», bedeutet: Ich pflege nicht in erster Linie durch mein Tun, sondern durch mein eigenes Mensch-Sein. Mit anderen Worten heißt das: In einer Liebe, die die Ebene des bloß Materiell-biologischen überschreitet, in einer Offenheit, die der Unbedingtheit Raum läßt und die nach «Endgültigkeit» und transzendenter Zugehörigkeit verlangt, ist eine Sterbebegleitung möglich, die die Geist-Seele-Leib-Einheit meint und erreicht. Selbstwerdung und Selbsterfahrung sind die Tore, durch die man sich dem Sterbenden nähern kann. Das ist der Grund, warum rein theoretisches Wissen über Tod und Sterben, über die Phasen des Sterbens und über Erfahrungen und Aussagen von klinisch tot Gewesenen in sich selbst noch keine hilfreiche Sterbebegleitung ermöglichen. Dem Sterbenden wirklich begegnen und somit helfen kann nur der, der «strebend sich bemüht», ein Liebender zu werden. Liebe fordert das Ja zum eigenen Menschsein, auch das Ja zum Einlassen und Zulassen von Gefühlen der Angst und der Hilflosigkeit. Wer glaubt, diese sehr menschlichen Gefühle überwunden zu haben, gibt sich einer Illusion hin, denn wir können nur in unserer eigenen Leibhaftigkeit und in der eigenen Erfahrung der Vergänglichkeit, des Verlusts und der Angst auf den andern Menschen zugehen. Er hinwiederum kann nur dann Trauer, Angst und Verlust annehmen, wenn er diese Haltung in der aktiven Gegenwart des Gegenübers spürt und wenn er erfährt, daß er in seinem leiblichen und geistigen So-Sein angenommen ist.

Dieses Angenommen-Sein von einem Du ermöglicht den wichtigsten Schritt des Sterben-Könnens: *das Loslassen.* Sterbehilfe ist heute kein Randgebiet mehr. Namhafte Persönlichkeiten haben sich dafür eingesetzt, dem Sterben seinen Schrecken zu nehmen, für den Betroffenen selbst und für jene, die ihm dabei beruflich beistehen. Der Umgang mit sterbenden Patienten ist zu einem wichtigen Teil der Ausbildung von Krankenpflegepersonen geworden. Die frühen Arbeiten von Kübler-Ross *Interview mit Sterbenden,* das bemerkenswerte Buch von Paul Sporken *Umgang mit Sterbenden* sind neben vielen anderen zu wichtigen Hilfen für diesen Dienst geworden. Die dadurch ausgelösten Diskussionen haben Bahnbrechendes geleistet in der Auseinandersetzung mit den Fragen nach den «letzten Dingen» und wurden zur echten Gegenbewegung gegen die jahrzehntelange Praktizierung der «Verdrängung des Todes». Dank diesen wertvollen Hilfen ist das Sterben weniger fremd geworden. Die psychischen Vorgänge, wie die Phasen des Sterbens, sind eingehend untersucht worden, man hat sie mit dem Grundgesetz menschlichen Trauerns (Trauerarbeit, Leidbewältigung, siehe auch unter L, S. 122ff.) gleichzusetzen versucht, wodurch sie auch für den Lebenden verständlicher wurden.

Trotzdem dürfen uns auch die besten Hilfen nicht darüber hinwegtäuschen, daß das Sterben, beziehungsweise die Sterbehilfe, nicht eine erlernbare Technik ist, sondern ein höchst personaler Akt, der nur aus einer personalen, d. h. menschlichen Anteilnahme heraus geleistet werden kann. Alles *Wissen* über das Sterben gleitet am Sterbenden ab, auch exakt ausgewählte Worte können ihn nicht erreichen, wenn sie nicht aus der Wurzel echten Mit-Seins kommen. Sie müssen «aus ganzem Herzen» gesprochen werden oder «mit allen Kräften» geleistet werden, also aus einer reifen Liebe heraus. Zu einer solchen Liebe ist man aber nicht auf Abruf fähig, nicht hie und da, in ganz besonderen Augenblicken. Zur echten Sterbebegleitung wächst man heran, wird man reif, nach dem Maß der heranreifenden Lebensganzheit, des eigenen Wachsens im Kreislauf des «Stirb und Werde», des eigenen Einübens des Loslassens und Lassens. Das in Freiheit gesprochene Ja zu den eigenen Grenzen, die Annahme von Grenzen, die immer die Möglichkeit der Transzendenz zu einer höheren Bewußtseinsstufe in sich schließen, führen letztlich zur Entfaltung jener höchsten Möglichkeiten, die uns das Überschreiten jener Grenzen erlaubt, welche uns von den Sterbenden trennen. Es ist die Liebe, die reife Liebe, die auch ohne Worte den Sterbenden erreichen kann. So gesehen ist Sterbebegleitung, verstanden als *Leib- und Seelsorge,* in erster Linie an die Persönlichkeit und Liebesfähigkeit des Begleitenden gebunden. Ein Helfer, der sich um diese Liebe bemüht, wird intuitiv spüren, was der Sterbende braucht. Er wird ihm leibliche Dienste leisten, deren er bedarf, oder die Kontakte anbahnen, nach denen er sich sehnt, sei es mit den Angehörigen, mit dem Arzt oder dem Seelsorger. Oder er wird still und absichtslos dabei-bleiben, wenn der Sterbende still davongehen will und nichts mehr braucht als eine liebende, zärtliche Hand auf der seinen.

Ob Sterbebegleitung im Krankenhaus oder daheim in der eigenen Familie geschieht, ist zweitrangig. Wichtig ist, *daß* sie geschieht und daß sie mutig, ehrlich und liebevoll geschieht: im Geben und Nehmen. «Erst da ich sterbe, spüre ich, daß ich bin» – vielleicht erfahren wir in einer Sterbebegleitung erst so ganz, was uns das Leben ist.

Und noch etwas:

Auch das *Abschiednehmen* gehört zu dieser Trauerarbeit des gegenseitigen *Sich-Lassen-Müssens.* Der Christ weiß, daß Sterben nicht Ende ist, sondern Heimkehr zum Schöpfer. Und doch: Wie schwer fällt es uns, diesem Glauben und dieser Hoffnung Ausdruck zu geben, wenn wir einem Sterbenden gegenüberstehen. Die folgenden Abschiedsworte sind von einer einfachen Indianerfrau gesprochen. Mögen sie uns Mut machen, es ihr gleichzutun, denn noch mehr als sie könnten wir aus der *christlichen Hoffnung* für ein mutiges Amen – «so sei es» – die hinführenden Worte finden:

Tod eines Sohnes

Mein Sohn, höre noch einmal auf die Worte deiner Mutter. Sie hat dich unter Schmerzen geboren. Sie hat dich ernährt. Sie hat dich aufgezogen, nach besten Kräften und so gut sie es vermochte. Als du klein warst, hat sie dich wie ihr eigenes Leben geliebt. Du hast ihr viel Freude geschenkt. Auf dich und deine Unterstützung setzte sie ihre Hoffnung für die Tage ihres Alters. Sie war immer überzeugt, vor dir das Ende des Lebenspfades zu erreichen. Aber du bist ihr zuvorgekommen. Unser großer und weiser Schöpfer hat es so gewollt. Es ist sein Wille, daß ich hier zurückbleiben und die Traurigkeit dieser Welt weiter auskosten muß.
Deine Freunde und Verwandten haben sich um dich versammelt, um dich ein letztesmal zu sehen. Sie alle trauern, weil du von uns fortgegangen bist. Auch uns ist nur noch kurze Zeit geschenkt, bevor

unsere eigene Reise zu Ende geht. Jetzt müssen wir Abschied voneinander nehmen; du gehst dorthin, wo wir dich nicht sehen können. Aber bald werden wir wieder vereint sein und einander anblicken. Dann werden wir uns nie mehr trennen. Der Schöpfer hat dich zu sich heimgerufen; wir werden dir folgen. Na-ho! So sei es!
Irokesenfrau

aus: «Weißt du, daß die Bäume reden» (Herder 1985)

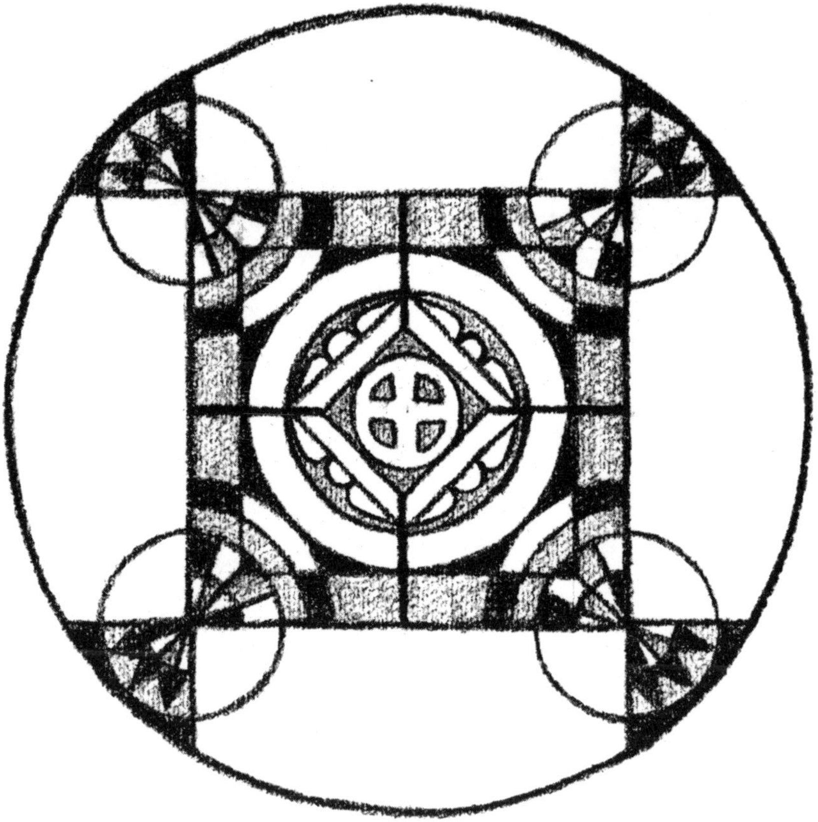

U

Unfälle und Krisen

Wunderbar verwebt, der uns erschuf,
in den bunten Teppich unsres Lebens
lichten Traum und dunkle Wirklichkeit.
Und wir wissen erst beim letzten Ruf:
Keinen dieser Fäden wob vergebens
seine Hand in diese bunten Streifen,
die gemach enträtselnd wir begreifen
erst im Lichte seiner Ewigkeit!
Agnes Miegel

Wir alle haben Angst vor Unfällen und Krisen. Am liebsten möchten wir sie aus unserem Leben und Denken auslöschen – oder doch nie damit in Berührung kommen. Schon von den Worten geht etwas wie Bedrohung aus.

Unfall bedeutet seit dem 15. Jahrhundert «Unglück», «Mißgeschick». Das Wort setzt sich zusammen aus der Silbe «un-» (übel, schlecht, miß-) und dem «Fall». Im Fall liegt aber nicht nur der «Notfall», sondern auch der Einfall, Zufall, wobei diese beiden letzten immer sich auf einen in uns selbst liegenden Anteil mitbeziehen. Im *Einfall* ist es eine Erkenntnis von innen, eine Intuition oder Inspiration, die ihrer Natur gemäß etwas Lebendiges und auf neue Lebenskraft Hinführendes ist. Im *Zufall*, zufallen, liegt vom Wort her nicht der Sinn, der ihm meist zugelegt wird: das blinde Zustoßen, sondern ein Zuteil-werden.

Diese positive Bedeutung des Wortteiles «Fall» wird in der Zusammensetzung mit dem «un» zwar relativiert, aber nicht aufgehoben; das gezielt Sinnvolle des Falles wird ergänzt durch die Eigenschaft dessen, was zufällt. So müssen wir davon ausgehen, daß schon vom Wort her der Un-fall einen Sinn hat, so unbegreiflich uns das zunächst auch scheinen mag.

Krise (von grch. crisis, Unterscheidung) meint im allgemeinen Gebrauch des Wortes eine schwierige, entscheidende oder Grenz-Situation, in der in der Unterscheidung der Kriterien die Entscheidung für eine bestimmte Lösung fällt. Als medizinischer Terminus bezeichnet das Wort den Wendepunkt in einer Krankheit, an dem die Entscheidung zur Besserung oder Verschlechterung fällt.

Größere und kleinere Krisen und Unfälle begleiten uns unser Leben lang, ohne daß wir uns daran gewöhnen könnten. Jedesmal stehen wir wieder vor neuen Problemen, die wir lösen müssen. Dieser Abschnitt nun ist nicht gedacht als Maßnahmenkatalog in Krisensituationen oder Erste-Hilfe-Programm bei Unfällen, dafür gibt es entsprechende Fachliteratur[54]. Hier soll mehr eine grundlegende Anregung für den Umgang mit diesen Ereignissen gegeben werden.

Unfälle

Was im vorangegangenen Kapitel «Schäden verhüten» gesagt wurde, gilt auch hier: denn «vorbeugen ist besser als heilen». Mit dem positiven Aspekt des Zu-fallens hängt es zusammen, daß Unfälle uns herausfordern, über unsere Lebensweise nachzudenken. Oft wäre ein Unfall zu vermeiden gewesen und stellt nach seinem Eintritt die Frage an uns:

- was haben wir unterlassen?
- wo sind wir zu wenig aufmerksam?
- wo sind wir unüberlegt, leichtsinnig?
- welche Gewohnheiten müssen wir ändern?

Die Erkenntnis, daß Unfälle mit unserer Art zu leben und unserer Motivation zum Leben zusammenhängen, eröffnet einen neuen Blickwinkel. Es ist bekannt, daß es sogenannte «Unfallpersönlichkeiten» gibt, also Menschen, die immer wieder in Unfälle verwickelt werden, die, so könnte man sagen, «anfällig» dafür sind.

Für jeden Menschen, der einen Unfall erleidet, hat er eine eigene besondere Bedeutung. Diese Bedeutung herauszuspüren kann unter Umständen ebenso wichtig, wenn nicht sogar wichtiger sein als das Überwinden der unmittelbaren Unfallfolgen (z. B. bei Knochenbruch, Schnittverletzung, Brandwunde; zur Ersten Hilfe s. S. 38). Ein Unfall, der mit bleibenden Folgen einhergeht, stellt den bisher eingeschlagenen Weg des Betroffenen plötzlich in Frage. Er ist ein Einbruch im Leben, der oft große Konsequenzen nach sich zieht – häufig verlangt er bezüglich all dessen, was bis dahin für unser Leben selbstverständlich bestimmend war, eine totale Wende. Diese gewöhnlich unerwartete Forderung stürzt uns dann in eine

Krise

Sie tritt dann ein, wenn ein Mensch gleichsam «den Boden unter den Füßen verliert»; wenn Schwierigkeiten sich anhäufen, überhand nehmen, den Betroffenen überfordern. Krisen können sich darstellen als Existenzkrisen, als Beziehungskrisen, Gesundheitskrisen, Arbeitsbewältigungskrisen usw. Gemeinsam ist ihnen allen die *Überbelastung.*

Die Krisenbewältigung erfordert meist Hilfe von außen: einen guten Freund, Partner, Begleiter, unter Umständen auch therapeutische Begleitung. Krisen sind, wenn sie durchgetragen werden, zwar belastend, aber darüber hinaus können sie zum Auslöser von wichtigen *Veränderungen* und *Neuorientierungen* werden. Sie müssen deshalb ernstgenommen und als Ausdruck einer Herausforderung durch das Leben selbst – das uns formen will – verstanden werden. Die Entwicklungs-Psychologie hat das Wort geprägt: «Ohne Krise keine Entwicklung».

Die Stichhaltigkeit dieser These zeigt sich beispielsweise jeder Mutter von kranken Kindern. Nach einer überstandenen Krankheit sind die Kinder meist verändert: sowohl körperlich gewachsen als auch seelisch gereift. Man spricht in diesem Zusammenhang geradezu vom krankheitsbedingten Entwicklungsschub. Jahrelang hat die Tendenz bestanden, Krankheiten von Kindern durch Antibiotika im Keim zu ersticken oder doch auf ein Minimum zu reduzieren: sie «dürfen nicht in der Schule fehlen», «sie sollen nicht im Bett liegen müssen». Heute rufen viele Kinderärzte dazu auf, Kindern wieder das Recht zuzugestehen, daß sie «krank sein dürfen», im Bett bleiben, in Ruhe und unter Einbeziehung ihrer Ressourcen mit der Krankheit fertigwerden sollen.

Krankheit als Krise ist eine unabdingbare Wachstumshilfe auf dem Weg vom Kindsein zum Erwachsenwerden – im direkten wie im übertragenen Sinne. Der Psychologe C. G. Jung hat nachgewiesen, daß Menschen in der Reifung zur vollen Persönlichkeit eine oder mehrere heftige Krisen durchlaufen – besonders die eigentliche Existenz-Krise etwa in der Lebensmitte («midlife-crisis»), in der der Mensch sein gesamtes bisheriges Leben einer Bilanz unterzieht und in Frage stellt, um sich neu zu orientieren in Richtung auf eine Selbstfindung (Individuation)[55]. Hier liegt nach Jung «die Entdekkung der Persönlichkeitswerte, die Reifung der Persönlichkeit und das Vorrücken in eine höhere Stufe des Menschseins». Die damit einhergehende veränderte Lebenseinstellung kann als «Wende» oder «Wandlung» im wahrsten Sinne des Wortes bezeichnet werden.

«Dieses weitere Bewußtsein ist nicht mehr jener empfindliche, egoistische Knäuel von persönlichen Wünschen, Befürchtungen, Hoffnungen, der durch unbewußte persönliche Gegentendenzen kompensiert oder etwa korrigiert werden muß, sondern es ist eine mit dem Gegenüber der Welt verknüpfte Beziehungsfunktion, welche das Individuum in eine unbedingte und unauflösbare Gemeinschaft mit ihr versetzt» (C. G. Jung).

Verstehen und Helfen

Lebenskrisen werden selten nur im stillen Kämmerlein ausgetragen, sondern fast immer im Umfeld anderer Menschen, z. B. in der Familie. Häufig löst eine solche, nicht einmal vom Betroffenen so ganz verstandene Krise in der Umgebung Rat- und Hilflosigkeit aus. Das Ohnmachtsgefühl, das damit einhergeht, schlägt leicht um in einen Drang nach Aktivität und Helfenwollen. Man spricht davon in der modernen Fachsprache als dem «Hilflosen-Helfer-Syndrom». Das heißt, daß der Helfer in dem in uns allen instinktiv angelegten Wunsch, «etwas tun zu müssen», «nicht zuschauen zu wollen», sich zum Handeln gedrängt fühlt und zuviel oder falsche Hilfe anbietet. Es ist wichtig zu verstehen, daß hinter diesem Wunsch meist mehr das eigene Ohmmachtsgefühl, die eigene Angst stecken, die man zu überwinden sucht, indem man «etwas tut». Erleidet man mit diesen Angeboten Schiffbruch, so folgt automatisch die Klage: «Ich habe es doch so gut gemeint». «Gut meinen» ist in der Hilfestellung während einer Krise zu wenig, meist sogar falsch. Was aber ist anstelle dessen richtig?

Der Zürcher Psychologe Rothschild empfiehlt dem Laien für Krisensituationen, besonders solchen psychischer Art, folgende Regeln[56]:

- *Wenn möglich sollte das Hilfsangebot nur von einigen wenigen oder vor allem einer Person kommen. Die Unzahl von Ratschlägen, das Sich-Einmischen mehrerer Helfer und die daraus hervorgehenden Haltungsunterschiede bewirken oft, daß der Betroffene nur noch mehr verwirrt und verunsichert wird. Jene Person der Umgebung, die sich am sichersten und am angstfreiesten fühlt, sollte zum eigentlichen Partner in der Krise werden, die anderen können mehr vom Hintergrund her helfen.*

- *In den allermeisten Fällen, auch wenn sie als akute Notfälle in Erscheinung treten, bleibt immer genug Zeit (auch wenn es sich nur um wenige Minuten handelt), um vor dem eigentlichen, aktiven «Helfen» zunächst einige Beobachtungen anzustellen und zu versuchen, wenigstens die Grundzüge der Ausnahmesituation etwas zu verstehen. Schauen, hinhören, ruhig sprechen und abwarten sind oft bessere Hilfsangebote als das sofortige Reagieren mit Handlungen.*
- *Samariter und Laienhelfer, die auf Grund ihrer Ausbildung gelernt haben, daß die Angst der Helfer sich auch auf die Betroffenen überträgt, sind in gewissen Fällen besonders dazu geeignet, zunächst eine Art einfache «Betreuung» zu organisieren, ohne daß im Helferwillen nun ein Riesenapparat aufgezogen wird. In den meisten psychischen Krisen sind die Ruhe und das Sicherheitsgefühl, das von den Helfern ausströmt, das zunächst wichtigste Hilfsmittel, das emsige Handelnwollen und Organisieren bewirken das Gegenteil.*
- *Helfen, das sich vor allem in der instinktiven Form des «Liebseins» äußert, birgt in sich die Gefahr, daß man den Betroffenen noch mehr «infantilisiert» (zum hilflosen «Kinde» macht). Liebsein heißt nicht, in mütterlicher Zärtlichkeit zu sprechen, heißt nicht, den Betroffenen mit Versprechungen und leeren Tröstungen zu besänftigen. Die Helfer sollen versuchen, ihre reale Persönlichkeit beizubehalten, sich selbst nicht anders zu zeigen, als sie sind, und so zu bleiben, wie sie sind.*
- *In vielen psychischen Krisen erzeugt übermäßige Nähe zum Patienten bei diesem Angst und ein Gefühl des Erdrücktwerdens. Es ist wichtig, das Maß an Distanz auszuloten, welches für den Betroffenen förderlich ist. Dies kann, selbst in schwierigen Situationen, durchaus beim Betroffenen erfragt werden – er ist häufig, trotz scheinbarer «Umnachtung», durchaus in der Lage, anzugeben, was er jetzt eben wünsche. Überhaupt soll man wenn möglich nichts über den Kopf des Betroffenen hinweg organisieren, sondern versuchen, ihm mitzuteilen, warum man jetzt dies oder jenes unternehme.*
- *Die Beiziehung von Fachpersonen und die Einleitung irgendwelcher «Maßnahmen» sollten wenn möglich nie hinter dem Rücken*

des Betroffenen geschehen. Man soll ihm sagen und erklären, was jetzt vorgeht, was vielleicht geplant sei, und soll sich bemühen, zu allen Schritten seine Zustimmung zu gewinnen. Auch wenn der Patient seine Mithilfe versagt, soll das Handeln der Helfer für ihn klar, durchsichtig und begründbar bleiben.

- *Der Hilfeeinsatz soll auch für den Helfer sinnvoll und ökonomisch sein. Dies heißt, daß die Helfer selbst abschätzen sollen, wie weit sie zur Verfügung stehen können und wollen. Ein überintensiver Initialeinsatz führt oft zu frühzeitiger Enttäuschung und zu unnötiger Erschöpfung der Helfer und geht auf Kosten der vielleicht wichtigeren und langfristigen Dauerbetreuung.*
- *Es liegt in der Natur des «Helfens», daß man auch gerne Erfolg oder zumindest Dankbarkeit ernten möchte. Dies ist bei psychischen Krisen oft nicht möglich: der Betroffene bleibt häufig uneinsichtig und leistet Widerstand. Man lasse sich davon nicht entmutigen, denn dies liegt häufig in der Natur der Störung. Der Betroffene fühlt sich unverstanden, manchmal um so mehr, als man versucht, ihm zu helfen. Man handle so, wie man es selbst als richtig empfindet, lasse sich auch vom Patienten steuern und nehme in Kauf, daß die Hilfe zunächst nicht «belohnt» wird. Wenn immer möglich, vermeide man «Machtproben», auch wenn sie noch so gut gemeint sind.*
- *Man glaube nie, daß der Betroffene infolge seiner Verwirrung oder verlorenen Orientierung das Verhalten und Gespräch der Umgebung nicht mitbekomme. Jede Bewegung, jedes Wort kann für ihn bedeutsam sein, und vor allem die «Doppelbödigkeit», das geheime Flüstern und die Unklarheit im Auftreten der umgebenden Personen, können die Situation verschlimmern.*

Helfen kann oft auch heißen, daß man gerade nichts tut, daß man abwartet und versucht, eine ruhigere Atmosphäre zu erzeugen. Dies wird nicht erreicht, wenn man hektisch und betriebsam alle Hebel in Bewegung setzt. Fühlt man sich überfordert und verunsichert, so gestehe man sich dies ein und versuche nicht, die Unsicherheit durch leeres Handeln zu überspielen. Helfen im besten Sinne setzt immer eine Art Verstehen der Situation voraus – nicht der ganzen Situation und all ihrer Hintergründe, aber wenigstens der gerade herrschenden Atmosphäre und der aus ihr hervorgehenden Spannungen und Belastungen.

Verstehen im umfassenden Sinne heißt dann: die Realität annehmen, daß hier eine Krise vorliegt, die der Betroffene selbst bewältigen muß; annehmen, daß Einbrüche in unser Leben wie Unfälle und Krisen Teil eines größeren, unser individuelles Leben übersteigenden Regelsystems sind, das im Dienste der Entwicklung steht. Der Mensch braucht die Krise, da sie als Wandlungsimpuls der Gegenpol zur Erstarrung ist. Auch im Mit-durchtragen von Krisensituationen liegen Hilfe und Verstehen, die dem Betroffenen das Gefühl vermitteln, nicht allein gelassen zu sein.

Die Schwierigkeit ist nicht,
Hilfe zu geben,
sondern richtig zu helfen.

Die Schwierigkeit ist nicht,
die Wahrheit zu sagen,
sondern die Wahrheit zu akzeptieren,

das, was ist, anzunehmen
und durchzustehen.
Das ist Größe,
und das macht uns frei.

Anzunehmen – durchzustehen – um *frei* zu werden. Frei woraufhin?

Krise heißt auch Scheidung und damit Wende; Wende zum Guten oder zum Schlechten. Aus Lebens-Krisen können Untergang und Krankheit entstehen, aber auch Heil, Reife, Neuwerdung. Krisen sind Grenzerfahrungen, Brückenerfahrungen. An der Grenze wie auf der Brücke gelten andere Maßstäbe als auf der breiten Straße: Man kann nicht mehr ausweichen, man kann auch nicht stehen bleiben, man muß hindurch oder hinüber. Beim Philosophieren über diese Grenze kann man vielleicht noch schöne Worte machen. Aber *in* der Krise gibt es diese Worte nicht mehr, es gibt nur noch den Durchgang, den Überstieg, das Aushalten: Die Wahrheit akzeptieren heißt *sich selbst* akzeptieren, denn an der Grenze wie auf der Brücke gibt es kein Begegnen mehr, es sei denn mit uns selbst. Wer weiter darüber nachdenken möchte, dem kann das folgende Meditationsgedicht noch einige Impulse geben.

Die Brücke

Von Ewigkeit zu Ewigkeit
führt eine Brücke,
Doch ist sie schmal,
wie eines Messers Schneide.
Sie führt von dem, was war,
zu dem, was wird,
Und auf der Brücke
gibt es kein Begegnen –
Es sei denn mit uns selbst!

Wer seitwärts blickt,
verliert sich,
Wer stehen bleibt,
stürzt ab.
Die Brücke baut
im Gehen sich,
Die Brücke ist –
das eig'ne Ich.

aus: Lama Anagarika Govinda «Mandala» (Origo Verlag 1984).

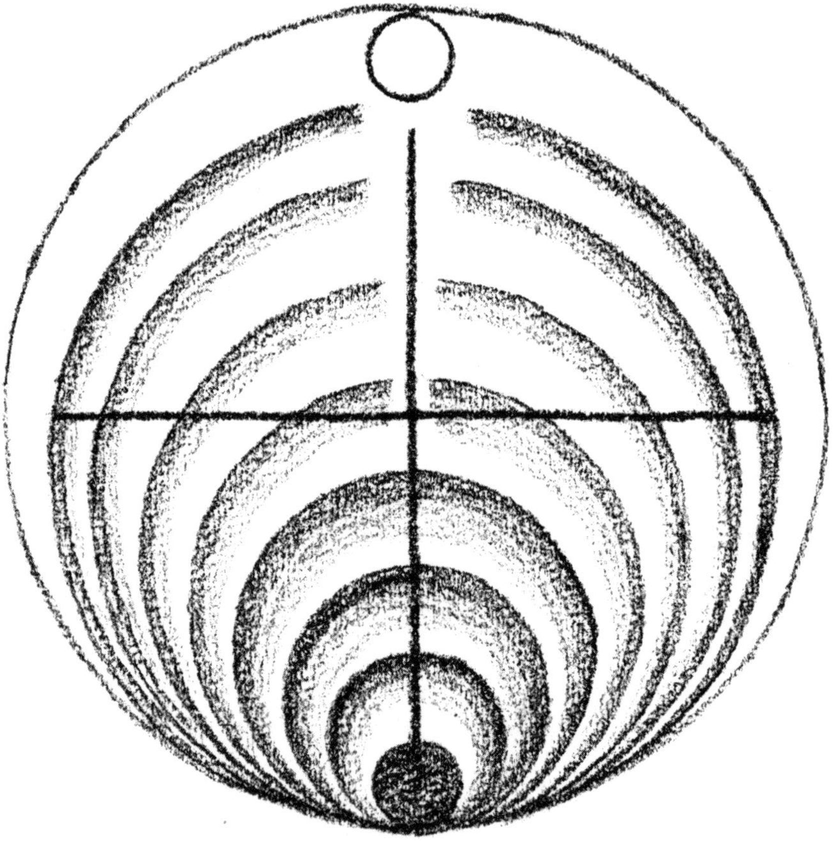

V Vom Sinn der Schwermut

Er wird dir gnädig sein, wenn du rufst.
Er wird dir antworten, sobald er's hört.
Und der Herr wird euch in Trübsal Brot
und in Ängsten Wasser geben.
Und dein Lehrer wird sich nicht mehr verbergen müssen,
sondern deine Augen werden deinen Lehrer sehen.
Deine Ohren werden hinter dir das Wort hören:
«Dies ist der Weg; den geh.
Sonst weder zur Rechten noch zur Linken!»
Jesaja 30, 20–21

Fallen und Neuwerden. Ein modernes Märchen

Um die Mitte unseres Jahrhunderts geschah es, daß ein Menschenkind, dem von seinen weither gekommenen Vorfahren der ungewöhnliche Name Elischeba überkommen war, von der Erdoberfläche verschwand. Es fiel nicht weiter auf, denn damals herrschte überall große Hektik. Das sogenannte Industriezeitalter näherte sich seinem Höhepunkt und nahm alle Aufmerksamkeit in Anspruch. Einem Gletscher gleich ergoß sich eine Stahl- und Betonwelle über die westliche Welt, überrollte, was ihr im Wege stand, und verwandelte, was in ihren Sog geriet, in Maschinen und Roboter.

Ganz wie ein Gletscher rückte diese Wand erst langsam und unmerklich vor und verbarg unter einer trügerisch glatten Oberfläche viele Löcher, Spalten und Abgründe, deren die Menschen in der Turbulenz ihrer technischen Entwicklung nicht achteten. So kam es, daß erst einzelne, dann ganze Scharen in diese Löcher und Spalten hineinfielen und verlorengingen. Manche hatten Glück, fielen nicht so tief und konnten sich selbst befreien; andere aber verschwanden endgültig.

In der Maschinenwelt, in der Menschen durch Technik ersetzt wurden, dauerte es lange, bis die Menschen dessen gewahr wurden, was da im Gange war. Es fiel zuerst nicht auf, daß einige Mitbürger fehlten. Erst, als sie reihenweise von der Bildfläche verschwanden, wurde man aufmerksam und berief einen Krisenstab, der die Ursachen erforschen und Abhilfe schaffen sollte. Dieser befragte seine Maschinen, die er «Computer» nannte, über diesen Vorgang. Die Computer, die darauf programmiert waren, auf bekannte Fragen mit vorgefertigten Antworten zu reagieren, erklärten die Gletscherspalten für «Depressionen» und die Hineingefallenen für «Depressive», denen man nur durch «Therapeuten» helfen könne. Von Therapeuten wußten die ganz Alten noch, daß sie in aschgrauen, längst vergessenen Zeiten als helfende Begleiter ihrer Mitmenschen gegolten hatten. Aber was es gewesen war, das sie zu solchen heilenden Gefährten gemacht hatte, das wußte niemand mehr. Die Computer konnten zwar noch ihren Namen nennen, aber nicht mehr ihre Wesensart mitteilen.

So verstrichen die Zeit und das Jahrtausend. Eine andere Zeit brach an, und dem Maschinengletscher zum Trotz bildete sich ein anderes Menschheitsbewußtsein heran. Es waren diejenigen, die in den kalten Sog des Gletschers geraten und durch ihn hindurchgegangen waren, die nicht mehr so leben konnten und wollten wie bisher. Die absolute Kälte, dem Tode vergleichbar, und das Überspringen dieser Todesnähe hatte sie verändert, und mit ihnen und durch sie veränderte sich auch die Welt, entstand etwas Neues.

Je mehr Menschen aus den verbliebenen Spalten geborgen wurden, desto besser wurde ihnen geholfen, den Sprung in ein neues Leben zu wagen und zu schaffen. Es gab nun Zentren, da es so viele waren, die man fand, und man nannte sie «Intensivstationen». Dort versuchte man ein neues Verfahren, die «Reanimation» der Hilfsbedürftigen, das hieß soviel wie «Wiederbelebung der Anima», der seelischen und der weiblichen Kräfte der Menschen, die in der Kälte des Maschinengletschers erstarrt und abgestorben waren.

Unter den Geborgenen fand sich eines Tages auch unsere Elischeba. Auch sie wurde eilig in eine Intensivstation gebracht und erfolgreich re-animiert. Als sie erwachte, sah sie einen Mann ihr zu Seite stehen. Sie hielt ihn für einen Arzt, aber man sagte ihr, man nenne ihn einen «Heiler», der sich des Leibes und der Seele der «Wiedergeborenen» oder «neuen Menschen» annehme. Der Heiler erklärte der verwirrten Elischeba, sei sei nicht nur wirklich wieder am Leben, sondern sie sei ins Leben zurückgekehrt, um in einen «Evolutionsprozeß» hineingenommen zu werden, für den sie auf dieser Station vorbereitet würde.

Während Elischeba über das halb vertraute, halb unvertraute Wort «Evolution» nachdachte, erwachte in ihr plötzlich der Wunsch, noch einmal zurückzukehren an die Orte, an denen sie vor dem Einbruch in die tödliche Kälte gelebt hatte. Sie bat den priesterlichen Heiler, sie noch einmal in ihre alte Welt zu entlassen. Der Heiler lächelte, er kannte solche Wünsche, und sagte: «Geh also – aber sei pünktlich in 24 Stunden wieder hier.»

Elischeba machte sich eilig auf den Weg, um keine Zeit zu verlieren. Sie erkannte aber die Welt nicht wieder, kaum konnte sie ihren Weg finden, so hatte sich alles verändert. Wo früher große Industriegebiete sich erstreckt hatten, sah sie bewohnte Gartenstädte. Sterile Hochbauten hatten sich umgewandelt in Lebenszentren, in denen ein heiter-menschliches Treiben herrschte. Elischeba wanderte ihrem Heimatorte zu und beobachtete diese erstaunliche Umwelt. Hier waren anscheinend Hektik, Erwerbsstreben und Konsumgeist nicht mehr so wichtig, denn soviel sie sah, lebten die

Menschen mit mehr Muße, Freudigkeit und Weisheit, und das so selbstverständlich, als seien dies jetzt ihre tragenden Werte.

Sehr nachdenklich erreichte Elischeba schließlich das Haus, das sie als ihr Geburtshaus wiedererkannte. Als sie eintreten wollte, bemerkte sie, daß auf einer Bank neben der Tür ein «alter Mann» saß und sie anschaute. In seinem Blick lagen Frieden, Harmonie, Freude und Weisheit und wanderten wie über eine Brücke in diesem Blick hinüber zu Elischeba, in der plötzlich alle Fragen verstummten. Auf einmal wußte sie ganz fest und sicher: dies alles sah und erkannte sie, weil es auch in ihr selbst lag, sie selbst war Frieden, Harmonie, Freude und Weisheit, die sie im Blick des alten Mannes als lebendige Gabe erfuhr. In diesem alten Mann erkannte sie den Ursprung des Lebens und damit ihren eigenen Ursprung – das Urvertrauen – wieder, in das sie immer schon eingebettet gewesen war. Sie war heimgekommen.

Diese Erfahrung löste ein großes Glücksgefühl in Elischeba aus. Der alte Mann lächelte ein gutes Lächeln, das keiner Worte bedurfte, und von innen heraus gestärkt wandte sich Elischeba zum Gehen. Sie sah ihren Weg vor sich liegen, den sie fortan zu gehen hatte. Sie hatte keine Angst mehr, denn Liebe war in ihr Herz zurückgekehrt. Sie entsann sich eines Wortes, dessen Bedeutung ihr unversehens klar vor Augen trat:

> *«Danach will ich mich wieder zu ihnen wenden und will wieder bauen die Hütte Davids, die zerfallen ist, und ihre Trümmer will ich wieder bauen und will sie aufrichten, auf daß, was übrig ist von Menschen, nach dem Herrn frage»* (Apg 16, 17–18)

ER *war* wiedergekommen, in ihrem Herzen, und weil sie dies wußte, verstand sie auch das Wort des Heilers über die Evolution. Nun eilte sie, zurückzukehren, sie fühlte, daß es Zeit war, denn sie sah, daß sie viel zu lernen hatte. Und so begann sie, den zeitlosen Weg zu gehen, der ohne Ziel ist, den Weg der neuen Schöpfung. Sie war auf dem Weg, ein «neuer Mensch» zu werden; und sie begann diesen Weg so zu gehen, so wie ein indisches Wort solches Gehen beschreibt:

Nicht wissend den Weg
gehen wir den Weg
mit geöffneten Händen
mit geöffneten Händen…

In diesem Märchen wird etwas Wesentliches betont: Schwermut, Angst und die Erstarrung des lebendigen Lebens erschließen sich unter dem Druck äußerster Existenznot dem Auftrag, der in ihnen liegt, dem Auftrag zur Veränderung. Niemand, der das Ausgesetztsein in Kälte und Einsamkeit erfahren hat, vermag leichthin zur Tagesordnung zurückzukehren. Nur langsam und mit viel Geduld kann er das Alte umformen für ein neues Leben. Diesen Weg kann man nicht gehen ohne einen Begleiter, der führen kann, weil er weiß und begreifen kann, welche Gefahren hier drohen.

«Die Schwermut ist etwas zu Schmerzliches, und sie reicht zu tief in die Wurzeln unseres menschlichen Daseins hinab, als daß wir sie den Psychiatern überlassen dürften... Wir glauben, es geht um etwas, was mit den Tiefen unseres Menschentums zusammenhängt.»

So beschreibt Romano Guardini[57] die Schwere des Gemüts. Und weiter:

«Das Verlangen nach der Fülle des Wertes und des Lebens, nach der unendlichen Schönheit, im tiefsten verbunden mit dem Gefühl der Vergänglichkeit, der Versäumnis, des Verlorenhabens, mit der unstillbaren Wehmut und Trauer und Ruhelosigkeit, die da kommt – das ist Schwermut.
Sie ist wie eine Luft, die alles umgibt, wie ein Fluidum, das alles durchströmt, wie eine tiefe Bitterkeit und Süße zugleich, die allem beigemischt ist.»

Schwermut als solche ist nicht Krankheit, sondern eine Veranlagung, mit der ein Mensch – wenn auch weniger unbeschwert als andere – leben kann, solange seine Schwermut nicht in selbstzerstörende Tendenzen abgleitet. Erst wenn die Problematik dieser Veranlagung unbewältigt bleibt oder überhandnimmt, wird sie medizinisch relevant. Die Diagnose lautet dann: *Depression* oder *Depressives Syndrom.*

Dieses seelische Leiden nimmt nicht nur zu. Es hat im Laufe der Zeit auch die Art seines Auftretens gewandelt. Nicht primär wegen depressiver Verstimmungen wird der Arzt aufgesucht, sondern wegen somatischer, d. h. körperlicher Beschwerden, hinter denen sich eine Depression versteckt (= larvierte – hinter einer Maske steckende – Depression). Es ist erwiesen, daß die Zunahme der Depression in den zivilisierten und industrialisierten Ländern mit der Lebensweise zusammenhängt: Streß, Leistungsdruck, Hektik und die dadurch entstehenden Beziehungsprobleme sind der beste Nährboden für depressive Verstimmungen. Es tritt der Verlust einer tragenden Verwurzelung im religiösen Grund hinzu, der Sinnverlust schlechthin – von Viktor Frankl[58] als «existentielle Leere» bezeichnet:

> *«Wir kennen viele Masken, hinter denen sich das existentielle Vakuum verbirgt. Denken wir bloß an die Krankheit der Manager, die sich aus ihrer Arbeitswut heraus in die Betriebsamkeit hineinstürzen, wobei sowohl der «Wille zur Macht» wie der «Wille zum Geld» den Willen zum Sinn verdrängen ... oder es gibt die Frauen, die vielfach zu wenig zu tun und zuviel Zeit haben, mit der sie nichts Rechtes anzufangen wissen, oder: sie wissen am allerwenigsten etwas mit sich selbst anzufangen ... All diese Menschen sind auf der Flucht vor sich selbst.»*

Sie fallen in die Melancholie, die Schwermut, die Depression. Depressive Menschen leiden häufig unter körperlichen Symptomen wie chronischer Schlaflosigkeit, Konzentrationsstörungen und Gedächtnisschwäche. Sie neigen dazu, sich von der Umwelt abzukapseln, ziehen sich hinter «eine Mauer» zurück, fallen in «ein Loch», sind nicht ansprechbar. Mehr als andere Menschen leiden sie unter den mannigfachsten Ängsten, denen sie weniger gut standhalten können als Nicht-Depressive.

Angst gehört in das menschliche Leben. Sie hat einen zweifachen Aspekt: sie kann aktiv machen, sie kann aber auch lähmen. Angst ist immer ein Signal und eine Warnung bei Gefahren und enthält gleichzeitig einen Aufforderungscharakter, nämlich den Impuls, sie zu überwinden. Annehmen und Meistern der Angst bedeutet jedesmal ein Stück Reifen; das Ausweichen vor ihr und vor der Auseinandersetzung mit ihr läßt uns dagegen stagnieren, es hemmt unser Weitergehen, unsere Entwicklung. Angst tritt immer dann auf, wo wir uns in einer Situation befinden, der wir nicht, noch nicht oder nicht mehr gewachsen sind. Alles Neue, Unvertraute, Unerprobte, jede Bedrohung – und Krankheit ist eine Bedrohung – löst Angst und Furcht aus. Angst ist ein ungerichtetes, beklemmendes Gefühl. Furcht ist auf etwas gerichtet (z. B. Furcht vor der Spritze, vor der Operation). Der Kranke, der oft während langer Stunden sich selbst ausgeliefert ist und der wenig Ablenkungsmöglichkeiten hat, ist der Angst mehr ausgesetzt als der Gesunde.

Äußerungen der Angst: Direkte Äußerungen der Angst sind weniger häufig als die *indirekten, versteckten.* F. Riemann («Grundformen der Angst») ordnet die individuelle *Angstreaktion* der jeweiligen Charakterstruktur des Menschen zu. Angst äußert sich dann z. B. als

- Anerkennungsbedürfnis, Theatralik in Haltungen von Anpassung oder Aufsässigkeit (bei hysterischer Grundstimmung);
- Blockierung mit Sturheit oder Gehemmtheit im Verhalten, häufig mit Unzufriedenheit (bei zwangshafter Grundstimmung);
- Mißtrauen mit Depression oder Gefühlslabilität (bei schizoider Grundstimmung);
- Regression mit Passivität und Niedergeschlagenheit (bei depressiver Grundstimmung).

Ebenso wie bei Leiden, Schmerz und Trauer (siehe unter L, S. 122f.) ist es wichtig, daß Ängste in die Sprache genommen werden, ein Gegenüber finden, wo die Worte gehört werden. Das Märchen hat uns gezeigt, *daß Schwermut einen zweifachen Auftrag in sich trägt:* den Auftrag an den Betroffenen, sich in seinem Seinsverständnis neu zu ordnen («neuer Mensch» zu werden); und den Auftrag an den Begleiter (Heiler), ihm auf diesem Weg nach Kräften zu helfen.

Begleitend helfen

Der Begleiter muß über die Grundlagen der Depression informiert sein. Es folgen deshalb einige Anhaltspunkte aus dem von Paul Kielholz[59] herausgegebenen «Merkblatt für Angehörige».

Jede Depression ist zeitlich begrenzt, d. h. sie klingt nach einer gewissen Zeit ab, und der Patient ist wieder gesund. Bei Veranlagung muß allerdings mit einem späteren Wiederauftreten gerechnet werden (phasenhafter Verlauf). Obwohl die Erkrankung vorübergehend ist, ist sie doch gefährlich, weil übersteigerte Schuldgefühle und Angst sich zu absoluter Hoffnungslosigkeit entwickeln können, so daß Selbstmordgedanken aufkommen. Dies ist auch der Grund, warum jeder Depressive in die Obhut eines Arztes oder Therapeuten gehört. Dieser hat die Möglichkeit, die Krankheit sowohl mit Medikamenten (Antidepressiva) als auch mit Gesprächstherapie zu beeinflussen.

Die medikamentöse Behandlung ist oft deshalb wichtig, weil diese die Nervenstoffwechselstörung ausgleicht. Ist die Störung beendet, sind Medikamente in den meisten Fällen nicht mehr nötig.

Was können Sie für den Kranken tun?

- Helfen Sie Ihrem Angehörigen, die Krankheit zu verstehen, und bestärken Sie ihn darin, *regelmäßig den Arzt/Therapeuten aufzusuchen.* Begleiten Sie ihn in die Sprechstunde.
- Zeigen Sie *Verständnis für die Erkrankung,* bestätigen Sie Ihrem Angehörigen, daß er krank ist, aber betonen Sie auch immer wieder, daß die Erkrankung vorübergeht und er *wieder ganz gesund* werden wird.
- Haben Sie *viel Geduld,* lassen Sie den Patienten sprechen, zeigen Sie Verständnis für seine oft nicht wirklich vorhandenen Probleme, verhindern Sie aber, daß aus übersteigerten Vorstellungen des Kranken einschneidende Konsequenzen gezogen und Entscheidungen getroffen werden, die nicht mehr rückgängig zu machen sind (z. B. Aufgabe der beruflichen Tätigkeit, Hausverkauf, Scheidung etc.).
- Überwachen Sie die *Anordnungen des Arztes,* achten Sie darauf, daß das verordnete Medikament regelmäßig eingenommen wird. Zu Beginn der Behandlung auftretende Nebenerscheinungen wie Mundtrockenheit, Schwitzen, leichtes Schwindelgefühl und Herzklopfen sind in der Regel harmlos und gehen meist im Verlauf der Behandlung von selbst zurück. Lassen Sie auf keinen Fall zu, daß das Medikament ohne Wissen des Arztes abgesetzt oder durch ein anderes ersetzt wird.
- Ermuntern Sie Ihren Angehörigen zu kleinen, spielerischen Beschäftigungen, aber nehmen Sie ihm schwierige Probleme ab.
- Machen Sie den Patienten auf kleine Fortschritte aufmerksam und erklären Sie ihm, daß die Genesung nicht geradlinig verläuft, sondern auch kleine Rückschritte zum Krankheitsbild gehören.

Was sollen Sie nicht tun?

- *Zweifeln Sie nicht* an der Echtheit der Erkrankung und versuchen Sie nicht, den Patienten durch forsche Ermunterung anzutreiben («Stell Dich nicht so an!», «Sei nicht so zimperlich!», «Reiß Dich zusammen!»).
- Überlassen Sie den Kranken nicht sich selbst, lassen Sie ihn möglichst *wenig allein.*
- Versuchen Sie nicht, den Kranken durch übertriebene und vordergründige Lustigkeit aufzumuntern.
- Schicken Sie den Kranken nicht allein in Ferien oder zur Kur.

Was hilft noch?

Diese Frage wird vom Erkrankten wie vom Helfer immer neu gestellt, denn die Hilflosigkeit und das Ohnmachtsgefühl können für beide Seiten sehr groß sein.
Friedrich Weinreb[60], aus altem Wissen schöpfend,
spricht zum Leidenden:

> *«Überlaß dich dem Geschehen,*
> *nimm die Begegnungen an,*
> *dann erfährst du auch das Heilige in der Begegnung,*
> *das Heilige, das auch das Heilende ist.»*

und spricht zum Begleiter:

> *«Sei für den Andern da,*
> *Aber übertreibe nicht, indem du dich ihm aufdrängst.*
> *Wenn er dich braucht, weiß er dich schon zu finden.*
> *Gib ihm das Gefühl, daß du offen bist für alles.*
> *Das genügt schon, denn da ist noch ein Anderer da,*
> *der Hilfe weiß.»*

Hilfe zur Selbsthilfe

Auch der von Depression Heimgesuchte kann etwas dazu tun, daß die Lage für ihn nicht ganz unerträglich wird. Es genügt allerdings nicht, daß er versucht, sich die positiven Seiten seines Lebens aufzuzählen. Rationale Gründe helfen hier nicht weiter. Er kann nur *durch ständige eigene Übung erfahrungsmäßig den Weg zu positiven Inhalten immer wieder suchen,* um schließlich einmal zu erleben, daß positives Tun zu einem positiven Lebensgefühl führen kann. Die folgenden Ratschläge (hrsg. v. Institut für Selbstbehauptung) können Anregungen hierfür geben:

Positive Programmierung

Laßt uns folgendes bejahen, um Depressionen zu überwinden:

Ich überwinde Depressionen
- indem ich mich der Gegenwart Gottes in mir öffne und auf Gott vertraue
- indem ich inmitten von Depressionen zu Gott bete
- indem ich mit lebensbejahenden und hilfsbereiten Menschen Kontakt aufnehme
- indem ich meine Gedanken und Gefühle einer hilfsbereiten Umgebung mitteile
- Indem ich mir bildhaft vorstelle, daß ich glücklich, heiter und zielorientiert bin
- in dem Wissen, daß dieser ungesunde, unglückliche und einschränkende Zustand vorübergeht
- in dem Wissen, daß mein Wohlergehen bereits in mir liegt und auch bald in meinem äußeren Leben sichtbar wird
- in dem Wissen, daß die Kraft Gottes in mir bereits jetzt Wunder in meinem Leben vollbringt
- indem ich mich mit Dingen beschäftige, die zum Wohlergehen anderer beitragen
- indem ich mich auf meine guten Eigenschaften konzentriere und sie in meiner Welt zum Ausdruck bringe
- indem ich meine Dankbarkeit für alles Gute, das ich bereits im Leben erfahren durfte, zum Ausdruck bringe.

Es mag schwer erscheinen, im Zustande tiefer Niedergeschlagenheit sich der Mühe des *Betens* zu unterziehen. Vielleicht hat man seit Jahren nicht gebetet und weiß nicht mehr, wie man das anfangen soll. Hier muß man wissen, daß nicht nur das formulierte Gebet ein Gebet ist, sondern daß es eine Haltung des inneren Gebets vor Gott gibt, ohne Worte, die die gleiche Wirkung hat (siehe M=Meditieren und Beten). Auch Entspannungs- und Körperübungen (siehe E) können eine Hilfe sein.

In der Sorge um diese Kranken geht es oft weniger um die Frage, *was* wir tun sollen, sondern darum, *wie* wir da sind und *wie* wir das tun, was zu tun ist. Gerade hier – wie kaum bei einer anderen Begleitung – ist ein reiferes Bewußtsein der Verantwortlichkeit, auch für sich selbst, gefordert: «Liebe deinen Nächsten wie dich selbst» – nicht weniger, aber auch nicht mehr. Sonst erlahmt die eigene Kraft und wir werden selbst zu Leidenden. Vor allem aber muß man wissen, daß noch nie ein Blinder einem Blinden aus einer Grube hat helfen können – ein Depressiver kann einem Depressiven nicht die Stütze geben, die er braucht, um den Sprung in die «Reanimation», ins Wieder-leben-können und in einen neuen Lebenswillen zu wagen.

> *«Der Sinn des Menschen ist lebendige Grenze zu sein und dieses Leben der Grenze auf sich zu nehmen und durchzutragen.*
> *Ein Bruch nach beiden Seiten hin: Sein Weg in die Natur gebrochen dadurch, daß er unter der Verantwortung Gottes steht.*
> *Sein Weg zu Gott gebrochen dadurch, daß er nur Geschöpf ist.*
> *Erst im Kreuz Christi liegt die Lösung für die Not der Schwermut.»*
> Romano Guardini

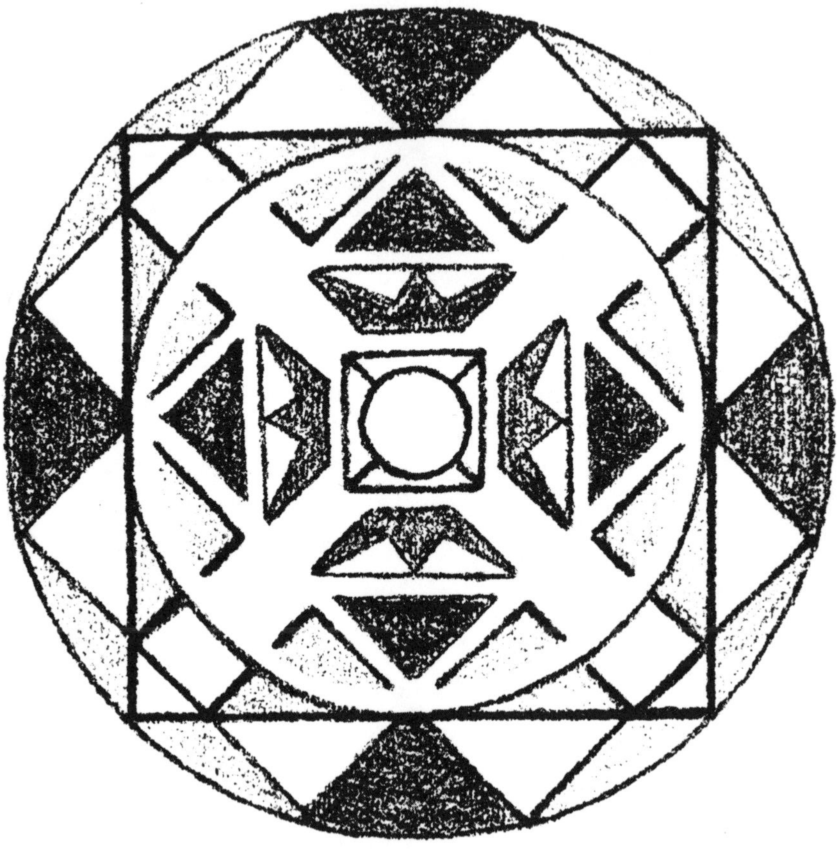

W

Wohnen mit Kranken, Behinderten, Betagten

«Wo wohnt Gott?»
Mit dieser Frage überraschte
ein Rabbi einige gelehrte Männer,
die bei ihm zu Gast waren.
Sie lachten über ihn:
«Wie redet ihr! Ist doch die
ganze Welt seiner Herrlichkeit voll.»
Er aber beantwortete die
eigene Frage:
«Gott wohnt, wo man ihn
einläßt.»
chassidische Weisheit

Krankheit oder Behinderung *auf Zeit* bringt zwar vorübergehend Unruhe in das gewohnte Bild des Alltagsgeschehens, aber es bedarf meist keiner größeren Umstellung der Lebensformen.

Anders ist es, wenn eine durch Krankheit oder Alter bedingte *langandauernde Behinderung* oder ein Langzeitkrankenlager eines Familienangehörigen in das gewohnte Leben einbrechen. Nicht nur das Problem der Behinderung oder Krankheit muß bewältigt werden, sondern auch noch eine Reihe zusätzlicher Fragen warten auf Lösung: beispielsweise das Problem der räumlichen Unterbringung eines dauernd Kranken, die Schwierigkeiten einer Pflege; vielleicht ist der bis dahin geübte Lebensrhythmus nicht mehr gewährleistet (etwa durch gestörte Nachtruhe oder die Notwendigkeit, daß immer ein Familienmitglied für ununterbrochene Betreuung zur Stelle sein muß). Im schlimmsten Falle stellen sich soziale Schwierigkeiten ein, durch Verlust des Arbeitsplatzes, vielleicht auch des gewohnten Einkommens und damit des Lebensstandards.

Erschwerend tritt hinzu, daß manche Krankheiten eine Atmosphäre von Bedrückung ausstrahlen. Man denke an die Diagnose «Krebs» oder «Apoplexie» (auch aus Hemiplegie bezeichnete Halbseitenlähmung), oder an «multiple Sklerose» (eine Nervenerkrankung mit fortschreitenden Lähmungserscheinungen). Noch weit mehr gilt dies für das Thema «Sterben und Tod». Viele Menschen haben schon große Mühe, über den Tod zu sprechen. Einen Sterbenden – und damit den möglichen Tod – im eigenen Hause zu wissen, kann bei ihnen Hilflosigkeit oder gar Panik auslösen. Diese Reaktion ist unter anderem darauf zurückzuführen, daß der Tod zu den Tabus der menschlichen Gesellschaft gehört.

Tabu ist die Bezeichnung für bestimmte Verbote und Meidungsgebote, die sich auf Bereiche beziehen, denen ihrem Wesen nach eine unfaßbare Macht zugestanden wird. Tabuvorschriften gibt es in allen Kulturen. Ein allgemein gültiges Tabu in allen bekannten Gesellschaften ist das Inzest-Tabu. In unterschiedlicher Gewichtung gelten in sozusagen allen Kulturen vor allem drei Komplexe als Tabus: Religion, Sexualität und Krankheit/Tod. Hier ist der Mensch zutiefst berührbar und damit auch verwundbar. Er nähert sich hier dem «Geheimnis Mensch» und ist von instinktiver Scheu erfüllt. Er spricht am liebsten nicht darüber.

Wo der Mensch – oder die Familie – durch die Anwesenheit

eines schwer oder unheilbar Kranken mit den existentiell notwendigen Lebensaktivitäten oder mit dem Ende des Lebens konfrontiert wird, müssen Dinge getan und besprochen werden, die bis dahin nie ein Gesprächsthema waren. Wir treten in dieser Situation mit dem «Geheimnis Mensch» viel unmittelbarer in Beziehung als unter «normalen» Umständen. Damit sind oft Ängste verbunden, unbewußte Abwehr oder Hilflosigkeit. Das gilt für uns, die wir den betroffenen Menschen begleiten, aber auch für den Kranken selbst.

In dieser Begegnung tritt an die Stelle des abstrakten Tabus die *Scham* und das *Schamgefühl:* das respektvolle und behutsame Umgehen mit dem, was sonst verschwiegen wird oder sich im Verborgenen abspielt. Wer mit kranken Menschen zusammenlebt, sollte sich dieser tief verwurzelten menschlichen Scheu vor Berührung der persönlichsten Sphäre nicht zu entziehen suchen. Die Krankheit eines Menschen – ganz besonders aber das Sterben – konfrontiert uns mit der Geschöpflichkeit unseres Menschseins: mit der Leiblichkeit ebenso wie mit der Tiefe der seelisch-geistigen Dimension. Nur in einem Klima der Ehrfurcht und des Angenommenseins ist es möglich, die Schranke dieser Scheu zu überwinden und das zu berühren, was gewöhnlich unter einem Tabu steht.

Die Anwesenheit von Krankheit oder Sterben in der Familie sprengt also den Rahmen der sogenannten Normalität und Gewohnheit. Die Grenzen dessen, was «man sagt» oder was «man tut» werden fließend. Damit ist der Weg zu einer freieren Kommunikation eröffnet, der aber gleichzeitig die Gefahr in sich trägt, daß die Privatsphäre des normalen Familienlebens verwischt wird.

Das Wort «privat» (lat. häuslich) bedeutet: für sich (persönlich) sein, ohne Beziehung zum öffentlichen Leben. Familiäres Privatleben ist nur möglich, wo Raum ist für den Rückzug auf sich selbst. Die Familie muß sich Raum vorbehalten – geistig wie räumlich – der nur ihr gehört, wo sie für sich sein kann und Kinder laut und fröhlich sein dürfen; Raum also auch, der nicht vom Thema «Krankheit und Tod» beherrscht ist.

Aus diesem Grunde eignet sich das Wohnzimmer nur dort als Krankenzimmer, wo keine Familie zum völligen Zurücktreten hinter die Krankheit veranlaßt wird. Auch bei einem Leben zu zweit soll sie nur dann für den Kranken eingerichtet werden, wenn dem gesunden Partner ein anderer eigener Raum zur Verfügung steht. Zu enges Aufeinanderleben führt zu Reibungsflächen und damit zu Streß. Dem Wohlbefinden des Kranken ist das ebenso abträglich wie der Spannkraft der Angehörigen.

Wo Familienmitglieder ihrer gewohnten Arbeit nachgehen oder Kinder noch zur Schule gehen, sollen sie «nach Hause» zurückkehren können, d. h. nicht in «ein Krankenhaus», das nur vom Kranken/Sterbenden bestimmt wird, sondern in ein Heim, in dem sie gerne leben, in ein Klima also, in dem nicht nur gefragt wird: wie geht es ihm/ihr? sondern auch: wie geht es dir – mir – uns, für die das Leben weitergeht und weitergehen muß?

Wohnen bedeutet nicht nur «eine Bleibe haben», sondern auch «Behagen empfinden», «zufrieden und geborgen sein». Das gilt für alle Familienangehörigen. Deshalb muß das «Wohnen mit Kranken» von allen Beteiligten bejaht werden. Am besten bejahen können wir das, was wir selbst mitgestalten und mitentscheiden können. Der Entschluß, ein Familienmitglied daheim zu pflegen, soll deshalb nur von der ganzen Wohngemeinschaft getroffen und immer wieder neu hinterfragt, wenn nötig auch abgeändert werden.

Dieses Miteinander hilft, vorübergehend notwendige Beschränkungen durchzutragen und doch jedem den Freiraum zu bewahren, den er für sein eigenes Leben braucht. Die Familie ist wie ein Brunnen, aus dem kreative Kräfte und Ideen fließen, aus denen sie lebt. In ihr wollen alle zugelassen werden, um wirken und helfen zu können. Keiner ist zu klein, um nicht seinen Beitrag leisten zu können. Das gilt nicht nur für die äußere Wohngestaltung, sondern ebensosehr für die täglich zusätzlich anfallenden Dienste am Kranken und für die Aufgaben im Haushalt, die nicht allein an der Familienmutter hängen dürfen. Wohnen mit Kranken heißt also vor allem für jeden einzelnen in der Famlie: was will und kann *ich* dazu beitragen?

Gefordert werden dabei oft die ganz *kleinen Dinge des täglichen Lebens.* In Liebe getan, werden sie auch dem, der sie tut, zum Segen und zur Freude. Solches Tun ist Antwort an das Leben, ist verantwortliches Leben, und darum *Gebet, Gottesdienst.*

So erzählt es auch diese Geschichte:

Der Rabbi und das verlassene Kind

Einmal, am Vorabend des Versöhnungstages, versammelte sich die ganze Gemeinde des Rabbi Mojsche-Lejb ins Bethaus. Doch der Rabbi selbst kam nicht. Er hatte aber ein für allemal befohlen, daß man auf ihn niemals mit dem Beten warten solle. Darum stimmte man das Kol-Nidrej-Gebet ohne ihn an. Später erschien der Rabbi doch. Die Leute forschten nach, warum er so spät gekommen war und das so wichtige Gebet versäumt hatte, und erfuhren folgendes: Als der Rabbi zum Beten ging, hörte er unterwegs in einem Hause ein Kind weinen. Er ging hinein und sah, daß die Mutter zum Beten weggegangen war und das Kind allein gelassen hatte. Der Rabbi hatte Mitleid mit dem Kinde und spielte mit ihm so lange, bis es müde wurde und einschlief. Erst dann ging er ins Bethaus, das Kol-Nidrej zu beten.

aus: Hubertus Halbfas «Der Sprung in den Brunnen» (Patmos Verlag 1981).

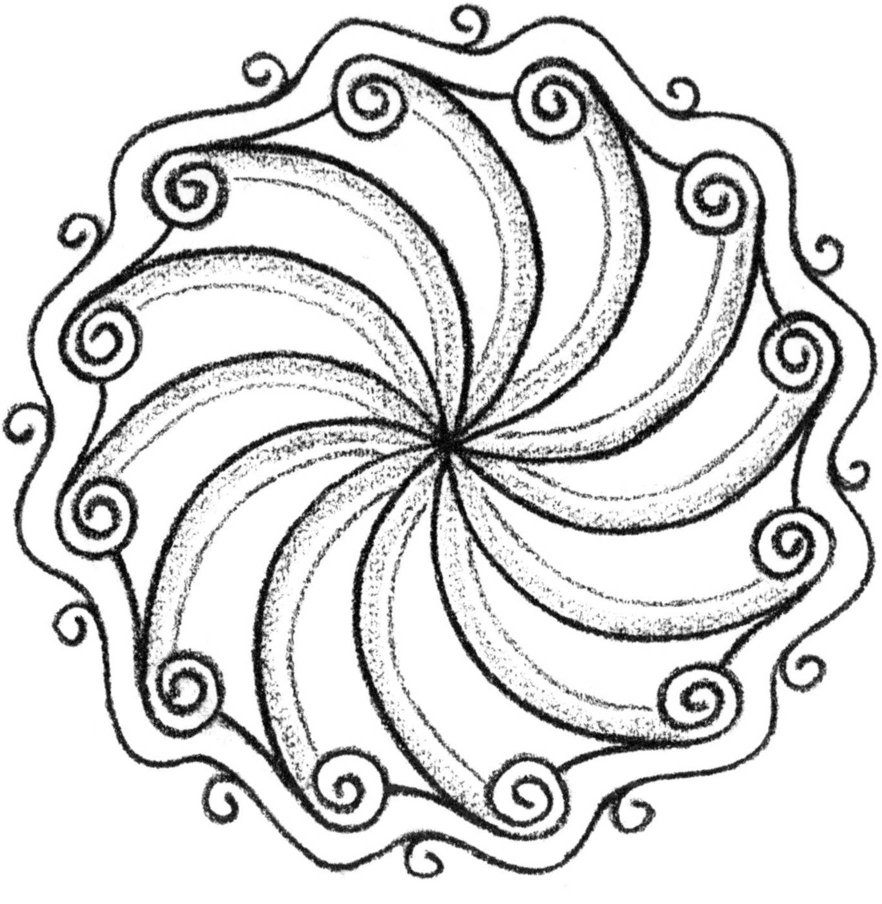

Z

Zeit und Zeitrhythmen

Wir sollten jeden Augenblick
unsere Zeitlichkeit
an der Ewigkeit messen.
Werner Bergengruen

Ein [a]jegliches hat seine Zeit, und alles Vorhaben unter dem Himmel hat seine Stunde: [2]geboren werden hat seine Zeit, sterben hat seine Zeit; pflanzen hat seine Zeit, ausreissen, was gepflanzt ist, hat seine Zeit; [3]töten hat seine Zeit, heilen hat seine Zeit; abbrechen hat seine Zeit, bauen hat seine Zeit; [4]weinen hat seine Zeit, lachen hat seine Zeit; klagen hat seine Zeit, tanzen hat seine Zeit;
Prediger Salomo 3, 1f

Erfahrung der Zeit gehört zu den allgemein menschlichen Erfahrungen und ist als Bedingung unseres Lebens, das in Raum und Zeit eingebunden ist, lange vor unserer Zeitrechnung erkannt und formuliert worden.

Dennoch scheint es so, als wäre keine andere Epoche so sehr wie die unsere von dem Faktor «Zeit haben – keine Zeit haben» beherrscht worden. Was aber ist Zeit? Ist sie eine Dimension außerhalb unserer selbst, der wir untertan sind, oder liegt sie in uns selbst und können wir sie bestimmen? Augustinus sagte über die Zeit:

«Gott wirkt die Zeit nicht nur im Kosmos, sondern auch im Innersten der Seele. So ist die Gegenwart eigentlich eine seelische Erfahrung, die Vergangenheit ein Erinnerungsbild der Seele, und die Zukunft lebt nur in unseren seelischen Erwartungen. Die gewöhnliche Zeit dagegen ist sinnlos und vergänglich, sie verschwindet, wenn die Seele mit Gott – dem Absoluten – eins wird.»

Will man diesem Zitat folgen, so ergibt sich, daß nicht nur wir in der Zeit sind, sondern daß gleichzeitig auch die Zeit in uns ist – also weder nur das eine, noch nur das andere, sondern beides im Wechselspiel.

Das eigentliche Kriterium der Zeit ist ihre Vergänglichkeit: sie zerrinnt, entgleitet, geht vorüber. Dieses Vorübergehen jedoch nehmen wir je nach Umständen in sehr unterschiedlicher Qualität wahr. In der Jugend ist das Zeitempfinden anders als im Alter, in dem die Jahre immer schneller zu schwinden scheinen. *Meßbare* Zeit unterscheidet sich von der *erlebbaren* Zeit.

Dieser Unterschied wird sehr schön ausgedrückt in einem Gedicht von Andreas Gryphius:

Mein sind die Jahre nicht, die mir die Zeit genommen;
Mein sind die Jahre nicht, die etwa möchten kommen;
Der Augenblick ist mein, und nehm' ich den in acht,
so ist der mein, der Jahr und Ewigkeit gemacht.

Hier ist Zeit nicht nur ein berechenbarer, meßbarer Quantitätsbegriff, sondern gleichzeitig ein Qualitätsbegriff, in dem sich die innere, die *subjektive* Seite der Zeit niederschlägt.

Subjektives Zeiterleben durchzieht das Leben jedes einzelnen Menschen. Es geht neben dem objektiven Zeitbegriff einher und relativiert ihn dadurch. Wir vergessen die Zeit in glücklichen Stunden, es erscheint uns so, als wäre sie im Nu verflogen. Schmerz und Trauer halten die Zeit an, sie dehnt sich und nimmt kein Ende. Ein terminbeladener Vormittag vergeht um vieles schneller als eine kritische Nachtwache bei einem Schwerkranken. «Zeit zieht das Leben mit sich fort in den Ozean der Unendlichkeit. Man spricht fast entschuldigend von einem Jenseits», schreibt Friedrich Weinreb.

Die Art des subjektiven Zeiterlebens unterscheidet sich nicht nur von Mensch zu Mensch, sondern auch von Lebensphase zu Lebensphase. Kinder haben ursprünglich kein Zeitgefühl. «Sie unterscheiden den Rhythmus, Geschwindigkeit und Frequenz, lange bevor sie ein Gefühl für Zeit entwickeln», wie der Pädagoge Piaget nachweisen konnte. Dem jungen Menschen, der auf die Zukunft ausgerichtet ist, die vor ihm liegt, vergeht die Zeit erst langsam; je mehr Vergangenheit dann hinter ihm liegt, desto schneller beginnt die noch verbleibende Zeit zu fließen. Der alte Mensch schließlich neigt dazu, sich dem «normalen Zeitbegriff» wieder zu entziehen.

Wenn das Leben dem Tode näherrückt, erhält die Zeit eine andere Qualität, sie weicht gleichsam zurück hinter die Konfrontation mit der Vergänglichkeit. Das eingelernte Zeitgefühl verliert an Bedeutung und hat mit dem der jüngeren Altersstufen nicht mehr viel zu tun. Das ist unbequem, unverständlich und verwirrend für Menschen, die im tätigen Leben stehen, die gewohnt und gezwungen sind, ihre Zeit zu planen und einzuteilen, die Stunden zu zählen und ihnen Leistung abzuringen. Mangel an Zeitgefühl wird als Defizit empfunden; ob auch von dem, der es nicht mehr hat, das wissen wir nicht. Um so notwendiger ist es, sich in das Zeitgefühl alter Menschen hineinzudenken, Toleranz zu üben, wo wir es nicht verstehen, wenn wir sie im echten Sinne des Wortes begleiten wollen.

Die oben beschriebene erlebbare Zeit entspricht der inneren Zeit, während man die meßbare Zeit auch äußere Zeit nennt.

Die äußere Zeit: Raum und Zeit gehören im irdischen Leben zusammen. Die Zeit, die außerhalb unserer selbst liegt, brauchen wir, so wir den Raum, in dem wir leben, durchschreiten und gestalten wollen.

Die innere Zeit: indem sie eingebettet ist in die Rhythmen der verschiedenen Lebensprozesse, in die sogenannten Biorhythmen, lebt sie gewissermassen ein Eigenleben. Die Eigengesetzlichkeit dieser Rhythmen kann man in der Natur beobachten (z. B. im Leben der Tiere, im Jahreszeitenwechsel), aber auch beim Menschen. Aus den Forschungen der «Chronobiologie» (chronos=Zeit, bios=Leben) – d. h. «Lehre von den Lebensprozessen als Funktionen der Zeit» – wissen wir, daß wir «rhythmische Wesen» sind. Alle unsere Lebensfunktionen sind in Rhythmen eingebunden, die wir zum Teil gar nicht bewußt wahrnehmen, weil sie so fest zu uns gehören und «ihre Zeit haben», wie es schon der Prediger Salomo beschrieb:

> *5 Steine wegwerfen hat seine Zeit, Steine sammeln hat seine Zeit; herzen hat seine Zeit, aufhören zu herzen hat seine Zeit; 6 suchen hat seine Zeit, verlieren hat seine Zeit; behalten hat seine Zeit, wegwerfen hat seine Zeit; 7 zerreissen hat seine Zeit, zunähen hat seine Zeit; schweigen hat seine Zeit, reden hat seine Zeit; 8 lieben hat seine Zeit, hassen hat seine Zeit; Streit hat seine Zeit, Friede hat seine Zeit. 9 Man mühe sich ab, wie man will, so hat man keinen Gewinn davon.*

Wie alles seine Zeit hat, so haben auch Gesundheit und Krankheit jedes seine Zeit. Krankheit entsteht häufig durch Störungen des in uns angelegten inneren Rhythmus'. Umgekehrt beeinflußt jede Krankheit sowohl die inneren wie die äußeren Lebensrhythmen:

- Schlafen und Wachen
- Spannung und Lösung
- Bewegung und Ruhe.

Der Rhythmus ist lebendige Schwingung wie Musik, wie das Schwingen von Tönen im Wechsel von laut und leise; schnell und langsam; steigend und fallend; tänzerisch und streng.

Wenn wir ein wenig darauf achten, werden wir bemerken, daß wir zu manchen Zeiten ganz harmonisch in unserem Rhythmus sind; da stimmt es einfach. Zu anderen Zeiten aber geraten wir «aus dem Takt», verlieren den Rhythmus und empfinden das als unangenehm, störend, vielleicht sogar schmerzhaft. Es entsteht Disharmonie, die wir zu beseitigen suchen, indem wir uns auf unsere eigentliche Schwingung wieder einpendeln. Wo dies nicht gelingt, erleben wir Streß. Streß-Krankheiten sind eine Folge der Unfähigkeit, den eigenen Rhythmus wahrzunehmen und zu respektieren, indem wir unsere äußeren Anforderungen mit unseren inneren Möglichkeiten in Übereinstimmung bringen. Anstatt selbst harmonisch *mit* der Zeit zu leben, *werden* wir *von* der Zeit gelebt, haben chronisch zu wenig Zeit, wollen sie manipulieren. Im 11. Kapitel des Buches «Momo»[61] kann man eine anschauliche Beschreibung des Umgangs mit der Zeit nachlesen.

Der rechte Umgang mit der Zeit ist eine Kunst, die wir wieder lernen müssen. Wir müssen uns fragen, was wir wollen, und in uns hineinhorchen, um zu erfahren, was wir können, und danach unsere Prioritäten bestimmen, ähnlich dem Kleinen Prinzen[62]:

«Guten Tag», sagte der kleine Prinz.
«Guten Tag», sagte der Händler.
Er handelte mit höchst wirksamen, durststillenden Pillen. Man schluckt jede Woche eine und spürt überhaupt kein Bedürnis mehr, zu trinken.
«Warum verkaufst du das?» sagte der kleine Prinz.
«Das ist eine große Zeitersparnis», sagte der Händler. «Die Sachverständigen haben Berechnungen angestellt. Man erspart dreiundfünfzig Minuten in der Woche.»
«Und was macht man mit diesen dreiundfünfzig Minuten?»
«Man macht damit, was man will ...»
«Wenn ich dreiundfünfzig Minuten übrig hätte», sagte der kleine Prinz, «würde ich ganz gemächlich zu einem Brunnen laufen...»

Wer Schwierigkeiten hat, mit seiner Zeit zurechtzukommen, kann sich in einer ruhigen Stunde, die er sich für sich selbst nimmt, folgende Fragen stellen:

- was bestimmt in erster Linie meine Zeit?
- wie nehme ich meine eigenen Zeitrhythmen wahr?
- wie lasse ich diesen Rhythmen Raum – wo übergehe ich sie?
- wo lasse ich mir zuviel Zeit wegnehmen?
- wie kann ich dafür sorgen, daß das anders wird?
- wofür bleibt mir zuwenig Zeit?
- wofür oder für wen möchte ich mehr Zeit haben?
- wieviel Zeit habe ich für *mich* selbst, *meine* Regeneration, *meine* Sammlung?

Es geht beim richtigen Haushalten mit der Zeit also nicht um *Zeitgewinn* als solchen, sondern um die *Entsprechung* auf Bedürfnisse, auf die des Tages und auf meine eigenen. Leben in dieser Entsprechung ist leben im «Hier und Jetzt», das Meister Eckhart auch das «Ewige Jetzt» nennt: «der Augenblick ist mein, und nehm' ich den in acht ...»

Zeit ist Menschenzeit *und* Gotteszeit. Sie läuft nicht einfach ab, sondern sie ist die ureigentliche Möglichkeit, sich selbst, sein Menschsein in diese Welt, in jeden Tag hineinzutragen und im Menschenwerk zugleich am Reich Gottes zu wirken. Leben in diesem Jetzt heißt irdisch gesehen: wir leben

- die Zeit für den Kranken
- die Zeit für die Familie
- die Zeit für den Beruf
- die Zeit für uns selbst

aber auch

- die Zeit der Krankheit, der Schmerzen, der Trauer
- die Zeit vom Leben auf den Tod hin
- die Zeit der Freude, der Hoffnung und der Liebe.

Aber in diesem alltäglichen und irdischen Leben kann sich ein anderes mitvollziehen:

Ewige Freude gewinnen wir nicht, wenn wir an der Oberfläche leben.
Sondern wir erreichen sie, wenn wir hindurchbrechen durch die Oberfläche
und eindringen in die tiefsten Schichten unseres Selbst, unserer Welt und Gottes.
Der Augenblick, in dem wir die letzte Tiefe unseres Lebens erreichen,
ist der Augenblick, in dem wir die Freude erfahren,
die Ewigkeit in sich hat, die Hoffnung,
die nicht zerstört werden kann, und die Wahrheit, auf die Leben und Tod gebaut sind.
Denn in der Tiefe ist Wahrheit,
und in der Tiefe ist Hoffnung, und in der Tiefe ist Freude.
Paul Tillich

Mit der Zeit leben heißt: selbst Zeit haben und erfahren, daß jemand für mich Zeit hat. Es heißt vor allem: *Geduld* haben, die Dinge in Ruhe werden lassen, bis jedem von ihnen seine Zeit kommt, weil die Vorbedingungen reif sind. Ungeduld, die die Dinge haben will, wie sie ihr gerade passen, bringt Unordnung. Schaffende Geduld kann *abwarten,* bis die Zeit reif ist. «Es ist Weisheit, um die Zeit der Dinge zu wissen … Weisheit und Geduld sind eines … die große schaffende Geduld (bringt) den Sinn der Dinge zur Erfüllung» (Romano Guardini).

Zeit ist nicht Wert in sich. Sie hat den Wert, den wir ihr lassen, den wir ihr geben, mit dem wir sie erfüllen – ganz, wie es gerade an der Zeit ist.

Alles fügt sich und erfüllt sich,
mußt es nur erwarten können
und dem Werden deines Glückes
Flur und Felder reichlich gönnen.

Bis du eines Tages jenen
reifen Duft von Körnern spürst
und dich aufmachst und die Ernte
in die tiefen Speicher führst.
Christian Morgenstern

Anmerkungen und Literaturverzeichnis

1 *Juchli, L.:* Alt werden – alt sein, RECOM (Basel 1983).

2 *Dürckheim, K. Graf:* Alt werden, Zeit der Verwandlung, in: Transzendenz als Erfahrung, Herder (Freiburg 1985).

3 *Vorgrimler, H.:* Karl Rahner verstehen, Herder (Freiburg 1985).

4 *Dürckheim, K. Graf:* Alt werden... s. Anm. 2.

5 *Böger, J., Kanowski, S.:* Gerontologie und Geriatrie. Stuttgart, New York: Thieme, 1980.
Kastanienbaum, R.: Leben im Alter. Weilheim, Basel: Beltz, 1980.
Tournier, P.: Die Chance des Alters, Bern: Humata Verlag Harold S. Blume, Freiburg, Basel, Wien: Herder, 1978.

6 *Dürckheim, K. Graf:* Der Ruf nach dem Meister, Heyne (München 1983).

7 *Feyler, G.:* 140 Checklisten, Heyne (München 1981).

8 *Zentralen für Pflege- und Pflegehilfsmittel* sind meist dem gemeindenahen Gesundheitsdienst zugeordnet (Gemeinde-Krankenschwester, Krankenmobiliarstellen, Sozialstationen usw.). Adressen können im Telephonbuch oder bei Pfarrei oder Gemeinde erfragt werden.
An diesen Stellen sind auch Preislisten und Übersichtskataloge für notwendige oder wünschenswerte Anschaffungen von Pflege- und Pflegehilfsmitteln in der Hauskrankenpflege zu haben. Vgl.: Übersicht über die Pflegemittel und Pflegehilfsmittel S. 111 ff in: Vogel, A./Wodraschke, G.: Hauskrankenpflege, Thieme (Stuttgart 1976) (u. Folge-Auflage).

9 *Hilfsmittel für Behinderte:* Die heute vielfältige Auswahl bietet große Erleichterung in der Pflege behinderter, gelähmter oder unruhiger Patienten. Beratung von zuständiger Stelle ist zu empfehlen (Anm. 8), ebenso das Studium der Sortimente verschiedener spezialisierter Firmen.

10 Siehe *Juchli, L.:* Heilen durch Wiederentdecken der Ganzheit, Kreuz (Stuttgart 1985) sowie
Graf Dürckheim, K.: Vom doppelten Ursprung des Menschen, Herder (Freiburg).

11 Weiterführende Literatur zum Thema Entspannung u.a. diese:
Draayer, H.: Finde dich selbst durch Meditation, Kösel (München 1984).
Ostertag, S.: Einswerden mit sich selbst, Kösel (München 1981).
Stangl, A. und M. L.: Das Entspannungsprogramm, Heyne (München 1974).

12 Die Übungen können auf Tonband gesprochen oder dem Kranken vorgelesen werden, wobei darauf zu achten ist, daß nach jedem Satz eine angemessene Pause nötig ist.

13 Diese Übung ist modifiziert in Anlehnung an Feyler (Anm. 7).

14 *Simonton, O. C.:* Wieder gesund werden, Rowohlt (Hamburg 1978).

15 *Dürckheim, K. Graf:* Die Übung des Leibes auf dem inneren Weg, Lurz (München 1981).
16 *Frankl, V.:* Ärztliche Seelsorge, Kindler (München (1975).
17 *Gebser, J.:* Ursprung und Gegenwart, Novalis (Schaffhausen 1973).
18 *Juchli, L.:* Krankenpflege, Theorie und Praxis der Gesundheitsförderung und Pflege Kranker, 4. Aufl., Thieme (Stuttgart 1983).
19 *Dethlefsen, Th./Dahlke, R.:* Krankheit als Weg, Berthelsheim (München 1983).
20 *Teegen, F.:* Ganzheitliche Gesundheit, Rowohlt (Hamburg 1983).
21 siehe Anm. 8 und 9.
22 *Buber, Martin:* Das Dialogische Prinzip, Lambert Schneider (Heidelberg 1973).
23 *Saint-Exupéry, A. de:* Der Kleine Prinz, Arche (Zürich 1950).
24 *Ende, Michael:* Momo, K. Thienemann (Stuttgart 1973).
25 *Frankl, Viktor:* Das Leiden am sinnlosen Leben, Herder (Freiburg 1983).
– Psychotherapie für den Laien, Herder (Freiburg 1980).
26 *Staehelin, Balthasar:* Haben und Sein, Siebenstern-Taschenbuch (Hamburg 1972).
27 *Hay, L.:* Heile deinen Körper, Selbstverlag (Freiburg 1983).
28 *Murphy, J.:* Die Macht Ihres Unterbewußten, Bauer (Freiburg).
– Die Gesetze des Denkens und Glaubens, Bauer (Freiburg).
– Die unendliche Quelle Ihrer Kraft, Bauer (Freiburg).
29 *Simonton, O.C.:* Wieder gesund werden, s. Anm. 14.
30 Entnommen: *L. Juchli,* Krankenpflege, 4. Aufl., Thieme (Stuttgart 1983).
31 *Sölle, D.:* Leiden, Kreuz (Stuttgart 1973).
32 *Rahner, K.:* Praxis des Glaubens, Herder (Freiburg 1984).
33 *Peseschkian, N.:* Der Kaufmann und der Papagei, Fischer (Frankfurt 1980).
34 *Buber, M.:* Gottesfinsternis. Zur Beziehung von Religion und Philosophie, Manesse (Zürich 1953).
35 *Tillich, P.:* Wesen und Wandel des Glaubens, Ullstein (1975).
36 *Rahner, K.:* Von der Not und dem Segen des Gebetes, Herder (Freiburg 1984).
37 Aus der unübersehbaren Fülle von Literatur zur Meditation sollen hier nur einige Titel angeführt werden, die zur Einführung geeignet sind und einen gewissen Überblick bieten auch über unterschiedliche Auffassungen und Vollzugsweisen:
1. *Jäger, Willigis:* Kontemplation. Gottesbegegnung heute, Müller (Salzburg 1983).
2. *Graf Dürckheim, K.:* Meditieren – wozu und wie, Herder (Freiburg 1980).
3. *Enomiya-Lassalle, H.M.:* Zen-Meditation für Christen, Barth (Weilheim 1976).
4. *Kapleau, Ph.:* Drei Pfeiler des Zen, Barth (Weilheim 1979).
5. *Suzuki, D.T.:* Der westliche und der östliche Weg, Ullstein (1981).
6 *Massa, W., Hrsg:* Kontemplative Meditation, Grünewald (Mainz 1983).
7. *Reiter, U., Hrsg:* Meditation – Wege zum Selbst, Mosaik (München 1976).

38 *Moolenburgh, H.C.:* Engel als Beschützer und Helfer des Menschen, Bauer (Freiburg 1985).
39 Die Literatur von und über Hildegard von Bingen ist sehr umfangreich. Auch für Laien leicht verständlich sind:
– *Breindl, E.:* Das große Gesundheitsbuch der Hildegard von Bingen Pattloch (Aschaffenburg 1983).
– *Hertzka, G.:* Das Wunder der Hildegard-Medizin, 4. Aufl., Christiana (Stein/Rh. 1984).
40 Das z. Zt. gebräuchlichste Buch zur Bachblüten-Therapie: *Scheffer, M.:* Bachblüten-Therapie, Theorie und Praxis, Hugendubel (München 1982).
41 *Tisserand, R.B.:* Aroma-Therapie, Heilung durch Duftstoffe, Bauer (Freiburg 1980).
42 *Schnegl, H.:* Color-Therapie, Heilung durch Farbkraft, Bauer (Freiburg 1980).
43 *Marquard, H.:* Reflexzonenarbeit am Fuß, 18. Aufl., Hang (Heidelberg 1984).
44 *Buber, M.:* Das Dialogische Prinzip, Lambert Schneider (Heidelberg 1973).
45 Zur «Krankenpflege zu Hause» gibt es reichlich Literatur. Besonders zu erwähnen sind die Informationsblätter, die zur speziellen Pflege, z. B. von Rheuma-Patienten, Krebs-Patienten usw. von den entsprechenden Ligen zur Verfügung gestellt werden. Ferner:
– *Vogel-Wondraschke:* Hauskrankenpflege, Thieme (Stuttgart); eine Anleitung für die wichtigsten Pflegeverrichtungen.
– *Benthem, A., u. a.:* Krankenpflege zu Hause. Dieses Buch fundiert auf der anthroposophischen Medizin und ist besonders eine Hilfe bei der Anwendung von Heilkräutern als Wickel, Kompressen, Umschläge, Einreibungen, Abwaschungen, Bäder, Salbenverbände usw.; Sozialhygien. Schriftenr. 10, Verlag «Freies Geistesleben» (Dornach).
46 Zitat übernommen aus: Pflege und Betreuung in der Gemeinde. Ein Wegweiser für den Gesundheitsdienst, hrsg. v. der Pro Juventute, Schweiz.
47 *Novalis:* Im Einverständnis mit dem Geheimnis, Texte zum Nachdenken, Herder (Freiburg 1980).
48 Als Beispiel aus dem großen Angebot von Literatur zum Autogenen Training: *Wilfried Dogs:* Konzentrative Entspannungstherapie, 9. Aufl., Walter Braun-Verlag (Duisburg 1982).
49 *Feyler, G.:* 140 Checklisten, s. Anm. 7.
50 Die Traumliteratur ist sehr groß. Nicht empfehlenswert sind sog. «Traum-Symbol-Bücher», da jeder Mensch seine eigenen, nur für ihn in der jeweiligen Situation geltenden Traumsymbole hat. Als Einstiegslektüre können empfohlen werden:
– *Faraday, Ann:* Deine Träume – Schlüssel zur Selbsterkenntnis, Fischer (Frankfurt/M 1980).
– dies: Die positive Kraft der Träume, Ullstein Taschenbuch 3162.
51 Aus: *Juchli, L.:* Krankenpflege, Thieme (Stuttgart 1983). Hier sind weitere Informationen zum Thema zu finden.
52 *Vorgrimler, H.:* Karl Rahner verstehen, Herder (Freiburg 1985).
53 «Sein und Handeln» und «Alt werden – alt sein», beide im RECOM-Verlag

Basel erschienen, sind eine Sammlung von Gedanken, entstanden aus dem Zusammenleben mit kranken Menschen und Betagten. Sie können Hilfe und Anregung sein in der Suche nach den eigentlichen Werten der täglichen Arbeit (Handeln) und in der Auseinandersetzung mit dem eigenen Wachsen und Werden (Sein) auf dem Weg des Lebens, der als Prozeß zu sehen ist.
Aus der Fülle der einschlägigen Literatur möchte ich die Bücher von Frau E. Kübler-Ross empfehlen, z. B. Interview mit Sterbenden, Was können wir noch tun und Reif werden zum Tod, alle Kreuz Verlag, Stuttgart, erschienen.

54 Zur Unfallverhütung, Erste Hilfe im körperlichen wie im seelischen Bereich gibt es zahlreiche auch für Laien verständliche Bücher. Bes. zu erwähnen für die Schweiz: Informationsbroschüren und Ratgeber des Samariterbundes (Fachverlag AG Zürich; dort ist eine Literaturliste erhältlich).

55 *Jacobi, J.:* Die Psychologie von C. G. Jung, Walter (Olten 1971).

56 *Rothschild, B.:* Seele in Not, Fachverlag des Samariterverbandes (Zürich 1980).

57 *Guardini, R.:* Vom Sinn und Schwermut, Arche (Zürich 1949).

58 *Frankl, V.:* Psychotherapie für Laien, Herder (Freiburg 1980).

59 Zur Information zu empfehlen: *Kielholz, P., u. a.,* Die larvierte Depression, Deutscher Ärzte-Verlag (1981).

60 *Weinreb, F.:* Selbstvertrauen und Depression, Thauros (München 1980).

61 *Ende, M.,* Momo.

62 *de Saint-Exupéry, A.:* Der Kleine Prinz.

Sach- und Stichwortregister